DANS LA MÊME COLLECTION

Pedro de Alcantara : *La Technique Alexander.*

Michel Anselme : *La Morale retrouvée.*

Claude-Marc Aubry : *Chasser la déprime… et profiter de la vie.*

Thierry Bernardin : *Guérir du passé.*

Jacques Bonhomme : *La Voix énergie.*

Julia Cameron & Mark Bryan : *L'Argent apprivoisé. De la dépendance à la liberté d'être.*

Bruno Comby : *Comment vous libérer du tabac.*

Bruno Comby : *Stress-control. Comment vous libérer du stress.*

Charlotte Davis Kasl : *Danser avec la vie.*

Éric Dekany : *La Santé de notre mémoire.*

Carlos Devis & Maria Mercedes de Beltran : *Transformez vos problèmes en opportunités.*

Patrick Estrade : *Vivre sa vie : comprendre, décider et agir.*

Patrick Estrade : *Le Couple retrouvé.*

Patrick Estrade : *L'Amour retrouvé.*

Patrick Estrade : *Bonjour l'ambiance !… Comment améliorer les relations humaines en milieu professionnel.*

Patrick Estrade : *Parents/enfants : pourquoi ça bloque ?*

Moshe Feldenkrais : *Énergie et bien-être par le mouvement.*

Dominique Fromm : *Dire non, ça s'apprend !*

Gilbert Garibal : *Vers la confiance en vous en huit étapes.*

Gilbert Garibal : *Émotions : mode d'emploi.*

Gilbert Garibal : *En finir avec le trac.*

Robert H. Hopcke : *Persona. Du masque social au Moi réel.*

Alain Houel : *Comment faire face aux gens difficiles.*

Chantal Hurteau Mignon & Christophe Jaouën : *Cherche âme sœur.*

Mariann Kjellrup : *Vivre en harmonie avec son corps par l'eutonie.*

Thierry Loussouarn : *Transformez votre vie par la sophrologie.*

Dr Alexander Lowen : *La Spiritualité du corps.*

Dr Alexander Lowen : *La Joie retrouvée.*

Martine Montalescot : *Le Toucher relationnel.*

Leonard Orr & Konrad Halbig : *Rebirth. L'art de la respiration consciente.*

André Passebecq : *Votre santé par la diététique et l'alimentation saine.*

André Passebecq : *Psychothérapie par les méthodes naturelles.*

André Passebecq : *Mincir naturellement.*

Paul Pearsall : *Le Droit au plaisir.*

Marcel Rouet : *Relaxation psychosomatique.*

Marcel Rouet : *Maigrir et vaincre la cellulite par la détente nerveuse.*

Marcel Rouet : *La Maîtrise de votre subconscient.*

Douglas H. Ruben : *Le Sentiment de culpabilité.*

Alain Saury : *Régénération par le jeûne.*

Yvonne Sendowski : *Gymnastique douce.*

Debbie Shapiro : *L'Intelligence du corps.*

Jean Spinetta : *Le Visage, reflet de l'âme.*

Thierry Tournebise : *Chaleureuse rencontre avec soi-même.*

Doreen Virtue : *Image et amour de soi.*

Dr Herbert Wagner : *La Maîtrise du lâcher-prise.*

Vivre en harmonie avec son corps par l'eutonie

Collection "**Psycho-soma**" (le corps et l'esprit)

L'AUTEUR :

Mariann Kjellrup, d'origine suédoise, est pédagogue diplômée de l'eutonie. Depuis 1966, elle exerce à Munich et dans les environs. Mais elle dirige également un centre d'eutonie à Neufahrn.

Mariann Kjellrup

Vivre en harmonie avec son corps par l'eutonie

Traduit de l'allemand par Marie-Béatrice Jehl
Édition française sous la direction de Marie-Béatrice Jehl

Éditions Dangles
18, rue Lavoisier
45800 SAINT-JEAN-DE-BRAYE

TITRE ORIGINAL ALLEMAND :

EUTONIE.
Bewußt mit dem Körper leben.

Édition originale allemande :

Published by Ratgeber Ehrenwirth, München, Allemagne.

Traduction française :

ISSN : 0397-4294
ISBN : 2-7033-0529-X

À mes parents, qui ont fait preuve de tant de compréhension à mon égard.

Préface

En 1972, à la clinique de neurologie de l'université de Munich, j'ai eu l'occasion d'observer Mariann Kjellrup dans son travail. C'était dans une pièce de fortune, avec des travaux à proximité. Et toutes ces machines faisaient un vacarme épouvantable. Deux patients ont alors tout particulièrement attiré mon attention : un jeune cameraman qui souffrait d'ulcères du duodénum et un officier à la retraite d'une soixante d'années qui, depuis le décès de sa femme, souffrait de dépression grave accompagnée de tendances suicidaires marquées. Après seulement vingt minutes d'exercices, l'expression de leur visage avait radicalement changé, et c'est ainsi que naquit en moi la conviction que de tels exercices permettaient une perception de la personnalité plus profonde.

Des années plus tard j'ai rencontré Gerda Alexander elle-même, la fondatrice du principe sur lequel repose l'eutonie. La conversation que j'ai eue avec elle à cette occasion m'a permis de comprendre toute l'importance que revêtait sa contribution pédagogique à la découverte de soi pour notre système médical occidental.

Au centre de rééducation Hochegg, où j'exerce, des milliers de patients ont en effet réappris à percevoir leur corps grâce à l'apprentissage de la détente, un des principes clefs de l'eutonie. Les uns arrivent chez nous en présentant les facteurs de risque liés aux affections cardiaques et à la circulation sanguine, les autres souffrent de troubles psychosomatiques liés à des maladies pulmonaires non spécifiques. Ajoutons que la plupart d'entre eux se trouvent dans un état d'épuisement total (c'est-à-dire sont vidés de leurs forces), mais aussi de désespoir suite aux faux espoirs que des personnes ou des institutions, certaines par idéologie, leur avaient donnés. Des années de rééducation sont nécessaires avant que leurs muscles et leurs articulations puissent de nouveau coopérer aux mouvements. Cette découverte les met de « bonne humeur », ils retrouvent leur « gaieté » de jadis. Ils constatent avec étonnement que la chaleur irrigue à nouveau leur bras droit ou gauche, au moment où il réussit de nouveau à se mouvoir avec sa propre force musculaire et sa propre énergie. De plus, en laissant en quelque sorte s'accomplir de tels mouvements, ils prennent conscience du fonctionnement harmonieux entre muscles et articulations, sensibilité de surface et sensibilité musculaire, sens de l'espace et force de gravité.

Depuis que des chercheurs comme Ornstein, Spradlin, Eccles et d'autres ont appelé notre attention sur le fait que l'hémisphère droit du cerveau est le siège de la sensation et l'hémisphère gauche le siège de la raison, l'eutonie a acquis un vaste arrière-plan théorique. Lorsque chez un individu la perception profonde, le sens de l'espace, les relations entre son corps et son monde extérieur fonctionnent sans entraves, cela favorise une bonne coordination du fonctionnement des organes sensoriels et de l'intellect. Ce qui n'est hélas pas le cas chez un certain nombre de personnes ! À cet égard, il est permis d'avancer que la pédagogie propre à l'eutonie a ouvert un accès somatopsychique au vaste domaine des maladies psychosomatiques. Chacun peut, en s'aidant de ses propres forces, mieux se comprendre lui-même, mieux comprendre autrui et le monde dans lequel il vit et, grâce à cette nouvelle compréhension, vivre une vie plus équilibrée.

Plusieurs décennies se sont écoulées depuis ces années où Gerda Alexander a compris, rien qu'avec ses mains, ce que la recherche moderne sur le cerveau n'a réussi à mesurer et démontrer qu'au moyen de microscopes électroniques et de microélectrodes.

Dans cet ouvrage, Mariann Kjellrup nous livre l'expérience de l'eutonie qu'elle a acquise durant ses années d'enseignement. Mon vœu est qu'il permette de mieux comprendre la réalité fondamentale qui a été définie par la théorie actuelle de l'information. Spradlin et Porterfield ont, en effet, fait observer que chaque théorie particulière présente un programme d'apprentissage pour l'élargissement des données que nous avons emmagasinées. La syntonisation de notre univers sensible et de notre univers rationnel nous livre l'accès à notre propre être, mais elle nous permet aussi de mieux comprendre autrui.

Pour employer des termes propres à la théorie de l'information, nous dirons que l'apprentissage dépend de la faculté de programmation de chacun : si quelqu'un se trouve passagèrement dans un état qui ne lui permet pas l'apprentissage actif (par exemple s'il est trop énervé ou incapable d'y contribuer pour une autre raison), il a besoin d'une intervention extérieure ponctuelle pour rétablir en lui la liaison, momentanément interrompue, entre sensation et raison. Mais si le retour à la santé nécessite un réapprentissage complexe, cela devient affaire de pédagogie. Dans le cas où ce quelqu'un a besoin d'être stimulé dans sa faculté d'apprentissage, parce que son organisme est soit trop tendu, soit voisin de l'endormissement, l'eutonie offre les conditions nécessaires au rétablissement et au maintien dans sa conscience d'un juste équilibre entre les informations provenant de l'intérieur de lui-même et celles provenant du monde extérieur.

Docteur Ernst Heftner
(directeur du groupe de travail
« Réalisation de la santé et thérapie gestuelle »
au centre de rééducation Hochegg à Grimmenstein [Autriche]).

Avant-propos

L'EUTONIE est une méthode de développement psychophysique relativement neuve et encore trop méconnue. Mon vœu est donc que ce livre la fasse mieux connaître. J'ajouterai toutefois que son impulsion initiale provient de mes élèves, de leurs demandes réitérées d'une introduction écrite à la pratique de l'eutonie. Je souhaite donc aussi, à travers lui, fournir à ceux qui ont travaillé ou travaillent encore avec des pédagogues de l'eutonie des suggestions et un pense-bête pour l'application de ses principes dans leur vie de tous les jours.

Il convient de préciser que les bases pratiques de l'eutonie devraient être acquises auprès d'un professeur qualifié. Les débutants risquent en effet de mal comprendre les exercices ou de les effectuer de façon un peu trop machinale. Dans ces deux cas, l'action spécifique à chaque exercice est quasi nulle, voire s'exerce dans un sens négatif.

Les exercices d'eutonie sont à vrai dire innombrables, de sorte qu'un livre de la taille de celui-ci ne peut en présenter qu'un nombre limité, un échantillonnage, pourrait-on dire, des possibilités réelles. Quiconque s'intéresse aux fondements théoriques de l'eutonie, à la méthode qu'elle propose pour vivre en harmonie avec son corps, se reportera à l'ouvrage de sa fondatrice, Gerda Alexander[1]. La mise au point de cette méthode lui a demandé plusieurs décennies, et mon propre livre se fonde entièrement sur son travail.

Enfin, j'aimerais remercier toutes les personnes qui m'ont magnifiquement soutenue et encouragée durant la rédaction de ce livre ; sans elles, il n'aurait certainement jamais vu le jour. Et ma gratitude va tout particulièrement à Ursel Wittmann et à Ute Andresen pour l'aide rédactionnelle qu'elles m'ont apportée.

1. Cf. *Bibliographie.*

CHAPITRE I

Qu'est-ce que l'eutonie ?

LE terme d'« eutonie » dérive du grec, où *eu* signifie bien, juste, harmonieux, et *tonus* tension. Il définit l'état grâce auquel se réalise le meilleur équilibre psychophysique possible, dans lequel, à vrai dire, chaque être humain est censé vivre avec lui-même et dans ses relations avec le monde extérieur.

1. Une méthode de développement personnel relativement nouvelle

Le concept d'eutonie a été forgé par Gerda Alexander en 1957, pour les besoins de la méthode de découverte de soi par le corps qu'elle venait de mettre au point, méthode qui ne s'appuie que sur des critères propres à notre culture occidentale.

Gerda Alexander avait des élèves de tous âges et de toutes professions ; les uns étaient en bonne santé, les autres malades ou handicapés. Au départ, elle s'est essentiellement inspirée des principes d'éducation rythmique définis par Jacques Dalcroze. Pendant les décennies de travail avec ses élèves, elle a pu vérifier encore et toujours combien il était important que chacun d'eux découvre son *propre* rythme, en sorte de pouvoir effectuer des mouvements justes et organiques. Cette découverte exige en fait de se servir correctement de son corps, autrement dit de relâcher les tensions et de dissoudre les blocages.

2. Des mouvements, non pas mécaniques, mais conscients

Chacun de nos mouvements agit soit dans le sens de la construction (effet régénérateur), soit dans le sens de la dégradation (effet dégénérateur). En d'autres termes, il a soit une action eu-tonique, soit une action dys-eutonique.

Le tonus, c'est-à-dire la tension musculaire extrêmement subtile et différenciée, un état dont les effets se répercutent jusque dans les vaisseaux les plus fins de l'organisme humain, dépend de la qualité des mouvements du corps et de la psyché. Les mouvements purement mécaniques (par exemple, la saisie de textes à l'ordinateur) finissent généralement par provoquer des blocages et des contractions physiques, tandis que les mouvements effectués avec un esprit d'attention ne sont évidemment jamais mécaniques, et par conséquent ne provoquent ni blocages ni contractions. C'est là une réalité observable et vérifiable par tous.

3. Les réactions face au stress

Arrêtez un instant votre lecture en sorte de vous rappeler comment vous réagissez au stress. Est-ce en rentrant les épaules ? en serrant les mâchoires ? en bandant certains muscles ? Si vous avez effectivement des réactions de ce type, cela signifie que vous vous bloquez, que vous cherchez à vous protéger et, ainsi, devenez inapte à faire face aux exigences des situations de stress.

De telles réactions entravent en effet l'irrigation du cerveau et vous empêchent de penser clairement. Pour employer une expression connue de tous, elles risquent de vous faire « perdre la tête ». En fait, vous bloquez de la sorte l'énergie nécessaire à la maîtrise des situations de stress.

En revanche, si vous développez l'aptitude à démanteler des attitudes de ce type, voire à ne pas les laisser naître du tout, vous devenez capable d'affronter les situations problématiques de la vie dans une attitude d'ouverture et dans la détente.

La science moderne nous apprend en effet que les processus physiologiques, psychiques et spirituels de l'être humain sont interdépendants. Nous pouvons en déduire que nos réactions corporelles – à condition bien sûr d'être correctement interprétées – nous renseignent sur l'état de notre psychisme. Si quelqu'un prend soin de lui-même, sans devenir pour autant égocentrique, c'est-à-dire s'il apprend à mieux se connaître et à mieux s'accepter, il devient aussi plus apte à rencontrer l'autre, à mieux donner et à mieux recevoir.

4. Démanteler les mauvaises habitudes

Le fait de se tendre, de se crisper, constitue naturellement une entrave au développement de l'âme, d'où l'intérêt des exercices proposés par l'eutonie. En effet, l'élargissement d'ordre perceptuel qu'ils réalisent, d'une part améliore la qualité de nos relations, avec nous-même et avec le monde extérieur, d'autre part nous aide à éliminer les habitudes génératrices de blocages, c'est-à-dire à nous débarrasser de nos mauvaises habitudes de mouvement et d'action au moyen d'exercices constructeurs (régénérateurs). En cela, il faut évidemment tenir compte que les mauvaises habitudes prises dans la prime jeunesse sont plus difficiles à éradiquer que celles qui ont été prises ultérieurement – par exemple, une façon de s'asseoir ou de réagir aux déceptions. Ajoutons toutefois que même les habitudes prises en des temps plus récents ne se laissent pas éradiquer du jour au lendemain.

Cependant, avant de penser à corriger des positions corporelles défectueuses, nous devons déjà prendre conscience de leur existence, mais aussi être disposés à admettre leurs causes. La prise de conscience précède forcément toute possibilité de changement.

5. Avoir conscience de son corps

Cela implique d'être conscients de la façon dont nous nous servons de notre corps, mais aussi de prêter attention à nos sensations et à nos pensées. Quelqu'un qui est conscient de son corps a bien moins tendance à effectuer des mouvements mécaniques.

Pour prendre un exemple, une personne pratiquant l'eutonie a pris l'habitude de s'étirer à fond dès son réveil et, ce faisant, remarque que sa conscience de soi s'améliore jour après jour, et que son corps est de moins en moins lourd. Avec de telles constatations, elle ne peut que commencer ses journées dans un état d'esprit positif.

6. La présence à soi

Chacun de nous possède des forces insoupçonnées auxquelles il peut librement puiser, pourvu bien sûr qu'il sache les utiliser. L'eutonie, à vrai dire, nous fournit un moyen de les éveiller, et ce moyen a pour nom « présence à soi ». La présence à soi implique deux choses :

- Une conscience claire et objective du monde extérieur.
- La perception du caractère vivant de nos processus physiologiques (tonus, circulation sanguine, respiration, etc.).

En outre, elle requiert de prendre de la distance envers nous-mêmes, d'observer une attitude de neutralité (ce qui équivaut en fait à un esprit de non-peur), en sorte que nous puissions clairement distinguer nos réactions aux choses et aux situations. Autrement dit, nous devons avoir l'esprit en éveil mais aussi une attitude de non-jugement.

Cette exigence de la présence à soi signale que l'eutonie, à l'inverse d'autres méthodes de développement personnel, ne fait appel ni à l'autosuggestion ni à l'absorption méditative. Nous sommes censés demeurer dans un état de calme observation en vue d'atteindre un état d'équilibre psychophysique. D'où il suit que l'objectif poursuivi par l'eutonie n'est pas tant la « réussite » des mouvements que la « présence à soi » pendant les mouvements. L'objectif est que nous vivions instant après instant notre propre réalité.

7. Avoir une image claire de son corps

Les pédagogues de l'eutonie demandent généralement à tout nouvel élève de dessiner ou de modeler son corps, lui fournissant ainsi l'occasion d'exprimer sa conscience corporelle du moment. Or, cet exercice révèle que ces nouveaux élèves ont rarement une image claire de leur corps. Il leur sera demandé de reprendre cet exercice à différents stades de leur formation, la raison étant qu'il permet de vérifier comment cette image se développe pour chacun d'eux.

8. Encouragement à l'esprit d'autonomie

Une autre règle fondamentale de la pédagogie de l'eutonie consiste à encourager les élèves à l'esprit d'autonomie. Cette règle vaut pour le travail en groupe comme pour le travail individuel (cours particuliers et exercices effectués à la maison).

Pendant les cours, les professeurs ne montrent à leurs élèves que le strict nécessaire des exercices ; de même ils interviennent aussi peu que possible pour corriger les mouvements défectueux. Chaque élève est censé comprendre tout seul ce qui est important pour lui à un moment ou à un autre, ce qui se produit pour lui-même et en lui-même au moyen des exercices qu'il pratique. On attend de lui qu'il soit conscient de l'action des différents exercices sur son propre corps. Les pédagogues de l'eutonie n'attendent pas de leurs élèves qu'ils pratiquent docilement des exercices qu'ils auraient vu effectuer par des professeurs, ni qu'ils adoptent des exercices sans avoir vérifié leurs effets sur leur propre corps. Il appartient à chaque élève de constater où il en est de sa propre image corporelle et de l'édifier peu à peu. Sinon, comment pourrait-il trouver l'expression corporelle qui lui est adaptée, les mouvements qui correspondent à ses propres besoins ?

Les différentes possibilités de mouvements libres et harmonieux doivent être expérimentées par chaque pratiquant. *D'où l'importance capitale de respecter des pauses entre deux enchaînements de mouvements.* Les pratiquants sont censés revenir sur leur vécu corporel et donc doivent s'accorder le temps nécessaire de le faire. Ils doivent avoir le temps de vérifier les réactions qu'un exercice particulier a déclenchées en eux. À vrai dire, bon nombre d'élèves s'aperçoivent que de telles pauses sont loin d'être simples.

9. Intégration des exercices dans le quotidien

Il convient bien sûr d'intégrer dans le quotidien les mouvements appris durant les séances d'eutonie. Beaucoup de personnes sont enclines à pratiquer quantité d'exercices de façon machinale, en croyant ainsi avoir convenablement pris soin de leur corps. Il faut savoir qu'un tel point de vue est erroné. En réalité, *quelques mouvements, même très courts, s'ils sont effectués avec lenteur et une intense concentration, sont bien plus profitables à l'organisme que quantité d'exercices effectués avec un esprit de routine.* À l'inverse de ces derniers, ils exercent une action en profondeur et permettent en outre d'acquérir une perception des mouvements toujours plus différenciée, ce qui est indispensable à quiconque veut effectuer des mouvements, rapides ou lents, sans créer de tensions dans son corps.

Une telle disposition d'esprit fera que nous serons attentifs à notre corps dans le quotidien, parce que désireux de percevoir avec de plus en plus de finesse nos mouvements et les positions de notre corps. Ce qui, à son tour, favorisera les mouvements organiques et nous permettra de corriger les mouvements incorrects. Et cela quelle que soit notre occupation : que nous soyons à travailler, danser, aimer, etc., nous serons aptes à incorporer dans cette activité les principes du mouvement propres à l'eutonie. Notre mode d'action changera, nos actes auront plus de sens, et donc seront plus enrichissants pour nous. Aucun exercice, aucune situation ou heure de la vie ne peuvent se répéter à l'identique dès que nous y sommes « présents » avec toute la force de notre attention, pas plus qu'un peintre ne peut réaliser deux tableaux en tous points identiques.

Chaque individu a des besoins qui lui sont propres, et il en est de même pour les groupes. Ces besoins, il faut en tenir compte. Les principes de l'eutonie valent évidemment pour tous, mais leur application diffère d'un individu à l'autre, car elle doit chaque fois répondre à des besoins spécifiques.

10. Une méthode à la portée de tous

La faculté d'apprentissage est indépendante de l'âge, elle dépend bien plus de notre disposition à faire de nouvelles expériences, d'agrandir notre champ de connaissances, d'élargir nos possibilités de développement. En conséquence, les principes de l'eutonie peuvent être appris par tous ceux qui souhaitent vivre leur corps en toute conscience.

Certains se tournent vers la pratique de l'eutonie parce qu'ils ont des problèmes de santé. Mais ceux qui sont en bonne santé n'ont pas moins intérêt à entreprendre un travail psychophysique, précisément pour pouvoir la conserver. À cet effet, nous devons sans cesse faire preuve d'attention, être conscients de la manière dont nous traitons notre corps. Il appartient à chacun de décider du degré de santé et de vitalité qu'il souhaite acquérir, ou conserver, de reconnaître les forces créatrices dont il est doté et de prendre les mesures indispensables à leur épanouissement.

CHAPITRE II

Quelques suggestions par rapport à la pratique

1. Vérifier fréquemment les positions de son corps

La manière dont quelqu'un se sert de son corps trahit évidemment un état d'esprit. S'il a pris l'habitude de positions physiques défectueuses, il ne lui suffit pourtant pas d'opérer des changements d'ordre mental, il lui faut aussi peu à peu tirer au clair leurs corrélations avec son corps. En effet, seule une conscience corporelle suffisamment développée est apte à transformer des mouvements devenus mécaniques en mouvements organiques. D'où l'importance de prêter attention encore et toujours à nos mouvements physiques ; nous devons en acquérir une conscience claire, sans quoi il ne peut y avoir de mouvements justes. C'est pourquoi, vous devez vérifier fréquemment la manière dont vous vous tenez debout ou êtes assis, et la manière dont vous marchez.

2. L'exercice régulier

Un maintien corporel juste ne peut s'acquérir qu'avec une pratique assidue, à raison d'une demi-heure par jour. Ajoutons cependant qu'un quart d'heure vaut évidemment mieux que rien, et que de courtes séances quotidiennes sont préférables à des séances de deux heures une ou deux fois par semaine.

Si vous vous accordez cette demi-heure (ou ce quart d'heure) chaque jour, vous ne tarderez pas à en sentir les effets bénéfiques, tant sur vous-même que dans votre existence.

3. Fixer une heure de pratique

À ceux qui se posent la question de l'heure à laquelle il est souhaitable de pratiquer les exercices d'eutonie, je répondrai qu'il appartient à chacun de la déterminer pour lui-même, parce que chaque être humain a un rythme qui lui est propre. Sans compter qu'elle est fonction de l'emploi du temps de chacun. Ce peut être le matin, le midi, ou le soir après le travail ou avant d'aller se coucher. Ceux qui décideront de pratiquer les exercices juste avant de se mettre au lit veilleront cependant à éliminer de leur programme d'exercices les mouvements trop stimulants. Mais l'aube ou le crépuscule conviennent tout autant. En fait, ce qui importe n'est pas tant l'heure de pratique que l'entraînement régulier.

Il vous faut pratiquer régulièrement l'eutonie et chercher peu à peu à intégrer ses principes de mouvement dans votre quotidien.

4. Choisir un lieu de pratique

Vous devez disposer d'un espace suffisamment grand pour pouvoir vous allonger sur le sol, jambes en extension complète, bras en croix ou en extension dans le prolongement de la tête. Le débutant a évidemment avantage à pratiquer dans un lieu calme, où il ne sera dérangé ni par sa famille, ni par ses amis, ni pour des raisons professionnelles. Il lui serait en effet très difficile d'effectuer les exercices dans un lieu où le monde extérieur solliciterait par trop son attention. Mais le jour où le pratiquant aura acquis une conscience de soi suffisamment profonde, ainsi que de l'assurance dans la pratique, les nuisances extérieures ne l'incommoderont vraisemblablement plus, de sorte qu'il n'aura sans doute plus besoin d'un espace protégé.

5. Des vêtements appropriés

Évitez le jean serré ou tout autre vêtement dans lequel vous seriez trop à l'étroit. Le vêtement idéal est celui qui n'entrave ni la circulation du sang ni la liberté de mouvement. Fuyez également les tissus synthétiques, parce qu'ils empêchent la peau de respirer. Par ailleurs, comme les mouvements de l'eutonie sont quasiment toujours à effectuer avec lenteur, ne choisissez pas non plus un vêtement trop léger.

L'intense concentration qu'exigent les exercices a plutôt tendance à accélérer le métabolisme et à consommer de l'énergie, si bien qu'il faut prévoir un survêtement adéquat. À l'inverse de la gymnastique classique, l'eutonie ne réchauffe pas.

Les débutants auraient avantage à placer un petit coussin plat sous leur nuque, afin de mieux pouvoir maintenir leur tête dans l'axe de la colonne vertébrale. Ce coussin devient généralement superflu dès que les contractions de la nuque et des épaules se sont dénouées.

6. Les accessoires

Certains exercices nécessitent des accessoires, et plus précisément :

- ➠ Deux balles en feutre de la grosseur d'une balle de tennis.
- ➠ Deux tiges de bambou de 60 cm de long et de 1,5 cm de diamètre.
- ➠ Deux tiges de bambou de 30 cm de long et de 4,5 cm de diamètre.
- ➠ Plusieurs petites boules en bois.
- ➠ Des châtaignes, que vous pourriez ramasser à l'automne et garder dans un sac en toile d'environ 60 cm de long et de 4 cm de diamètre (sans doute vaudrait-il mieux encore les mettre dans deux sacs différents).

Nombre d'autres accessoires sont utilisés en eutonie, mais pour les débutants ceux qui précèdent suffiront amplement.

Il est recommandé de choisir des accessoires en matières organiques, c'est-à-dire perméables.

7. Avertissement d'ordre général

Chez beaucoup, la moitié droite du corps est plus stable que la moitié gauche. Si vous êtes de ceux-là, il vous est recommandé de pratiquer d'abord les exercices avec le côté droit. (Pour cette raison la plupart des exercices seront présentés de cette façon-là.)

Cette précaution prépare également le cœur, plus vulnérable chez beaucoup de personnes, aux impulsions dont il n'a pas l'habitude.

CHAPITRE III

Conscience corporelle et techniques de base

A. La conscience corporelle

1. La concentration, un outil indispensable

La concentration requiert de diriger son énergie mentale sur un objet déterminé, à l'exclusion de tout autre. L'objet peut être le pratiquant lui-même (observation d'un processus physiologique ou psychique), mais aussi extérieur à lui. Au moyen de la concentration, le pratiquant s'immerge dans l'objet choisi afin d'en acquérir une conscience à la fois globale et détaillée. Lorsque la concentration a pour objet le pratiquant lui-même, elle lui permet de mieux se connaître, et par conséquent d'adopter des attitudes plus judicieuses face à la vie ainsi qu'un mode d'action plus efficace.

Il est à regretter que le terme de concentration soit actuellement mal compris par beaucoup, et cela au sein même d'un monde privilégiant l'éducation. Ce qui a pour conséquence des points de vue erronés et des réactions inopportunes. Par exemple, beaucoup partent du principe que pour comprendre quelque chose il y a besoin de faire des efforts de volonté, de contraindre son esprit à l'étude. En fait, des présupposés de ce type freinent plutôt le développement de la faculté de conscience et, par ricochet, l'action juste. La concentration en son sens véritable ne peut s'établir que dans un esprit calme et attentif, et la force en son sens véritable ne peut naître que de l'équilibre psychophysique.

La pleine concentration n'est, il est vrai, pas facile à réaliser, pour la simple raison que le calme intérieur qui la permet ne naît généralement que dans un esprit déjà capable de concentration ! Il faut en quelque sorte que l'esprit atteigne le mouvement circulaire. Lorsque cela se produit, notre capacité d'expérience s'en trouve intensifiée et approfondie, et pour que cela ait des chances de se produire, nous devons ramener sans cesse notre esprit sur l'instant présent. Notre corps ne peut être pleinement réceptif et nos forces ne peuvent s'harmoniser, tant en nous-même que vis-à-vis du monde extérieur, que si notre esprit demeure calme et détendu. Il faut aussi veiller à ne pas avoir d'idées arrêtées sur les expériences que la vie nous invite à vivre, et plutôt nous laisser inspirer par elles.

La concentration permet de nous libérer des contenus mentaux perturbateurs et permet à notre attention de demeurer entièrement sur l'activité en cours. Ce sont là des conditions indispensables pour un plein exercice des organes sensoriels et de la faculté d'attention. Mais atteindre un tel objectif exige bien sûr une bonne dose de patience. Or, chacun sait que la patience n'est pas une qualité qui se développe du jour au lendemain !

2. Importance de la conscience corporelle

En commençant à pratiquer l'eutonie, beaucoup d'élèves s'aperçoivent qu'ils se servent de leur corps d'une façon plutôt mécanique. C'est pourquoi, mettez de côté un instant votre livre pour constater comment vous envisagez votre propre corps. Le voyez-vous comme partie intégrante de votre identité ? ou n'est-il à vos yeux qu'un instrument commode, comme l'est une voiture ou un aspirateur ? Vivez-vous véritablement avec votre corps, dans votre corps ? ou bien devez-vous vous sentir physiquement mal pour que, enfin, vous vous aperceviez de son existence ? Il est certain que la plupart des gens ne prennent conscience de leur corps qu'à travers l'inconfort et la douleur. Même des occupations plaisantes comme le sport ou le jeu, voire les rapports sexuels, ne donnent lieu chez eux qu'à un vécu fragmentaire, non pas à un vécu global.

Quiconque a une perception fine de son corps sait qu'il possède un trésor, de sorte qu'il prend soin de lui. Or tous les exercices proposés par l'eutonie poursuivent un même but : *restituer au corps et à l'esprit leur unité et leur harmonie fondamentales.*

3. Intensification de la conscience corporelle

a) Considérations d'ordre général

Pour intensifier la conscience corporelle de ses pratiquants, l'eutonie propose des exercices de perception. De tels exercices stimulent le métabolisme et améliorent l'irrigation de l'organisme. Il est en effet bien connu que de porter son attention sur un endroit du corps stimule la circulation du sang à cet endroit-là. Ajoutons que même le *tonus* (c'est-à-dire la tension à l'intérieur du système musculaire très différencié) se modifie aux endroits du corps sur lesquels on porte son attention.

Il convient toutefois de spécifier qu'une concentration sur la masse corporelle modifie le tonus autrement qu'une concentration sur l'espace intérieur du corps ou sur le squelette. À vrai dire, bon nombre de personnes n'ont pas la perception de l'espace intérieur de leur corps, ni l'impression que leur squelette est quelque chose de vivant et d'élastique. Cette sensibilité peut toutefois s'apprendre, notamment au moyen des exercices présentés dans ce livre, pour peu qu'ils soient effectués avec un esprit concentré.

b) Percevoir son corps dans l'immobilité

Il s'agit d'un exercice extrêmement simple qui consiste à sentir le contact de son corps avec le support. Vous pouvez l'effectuer, en position assise ou couchée, pratiquement n'importe où : sur un lit, par terre, sur une chaise, etc.

Pour commencer, prenez conscience des différents endroits du corps qui sont en contact avec le support sur lequel vous êtes couché, et cela de la tête aux pieds. Constatez ensuite si ce contact est le même partout. Après quoi, prenez plus spécialement conscience des jambes avec le support, d'abord jusqu'aux genoux, puis des genoux au fessier. Ensuite focalisez votre attention sur les vertèbres lombaires, et enfin sur le reste du dos. Sentez le support dans sa longueur, puis dans sa largeur. Prêtez attention à la position des mains, des bras ; vérifiez la position du cou et de la tête et sentez leur relation avec la surface qui vous porte.

Et voici un second exercice : allongez-vous sur le dos (choisir un support qui ne soit pas trop mou) et percevez l'une après l'autre les différentes parties du corps, des talons jusqu'à la région occipitale. Ayez nettement conscience de chacune de ces sensations. Percevez le plus intensément possible le contact de chaque partie du corps avec le support. Vous remarquerez ainsi qu'en certains endroits le corps est fermement en contact avec lui, qu'en d'autres il l'effleure à peine, tandis que d'autres parties encore ne sont pas du tout en contact avec le support. Prêtez attention à la position des bras par rapport au corps, évaluez la distance qui les sépare du corps, de même que la distance entre les pieds et le bas du corps.

Bien entendu, cet exercice peut aussi s'effectuer allongé sur le ventre ou sur le côté, ou dans la position assise ou debout. En quelque position que vous soyez, votre corps est toujours en contact avec quelque chose. Par exemple, dans la position debout, les pieds touchent le sol. De même, la peau est toujours en contact avec quelque chose : vos vêtements, l'espace extérieur, etc. Lorsque vous vous promenez, vous pouvez sentir le vent qui souffle avec plus ou moins de force, une chaleur douce, un froid âpre, le contact de la pluie, etc.

Sentir le contact de la peau avec le monde extérieur *est extrêmement important,* tout comme la qualité de ce contact. Il est en effet plus facile d'exercer une influence sur la peau que sur d'autres parties du corps ; en outre, la sensation du contact de la peau avec le monde extérieur est bien plus importante pour la régulation de la tension à l'intérieur du corps qu'on ne l'admet généralement.

c) Percevoir son corps dans le mouvement

Les changements de position du corps intensifient la sensation de contact avec le monde extérieur. Ainsi, une succession de mouvements minimes permet de sentir ce contact de façon extrêmement diverse.

Allongez-vous à nouveau sur le dos, les jambes en extension complète, et prenez conscience du support ferme sur lequel vous êtes couché. Puis tournez lentement le pied droit vers la jambe gauche. Ce mouvement du pied doit être effectué le plus lentement possible, et en ressentant intensément les répercussions du moindre changement de position du pied en d'autres parties du corps. Ensuite tournez tout aussi lentement le pied droit vers l'extérieur, jusqu'à ce que le petit orteil touche pratiquement le sol, et suivez ce mouvement avec la même intensité d'attention que tout à l'heure. Veillez aussi à garder la jambe en contact avec le sol.

Si votre esprit est réellement concentré, vous serez surpris par la multiplicité des sensations que ce simple mouvement éveille dans votre corps.

Pratiquez cet exercice trois ou quatre fois avec le pied droit. Si vous l'effectuez avec intensité de conscience, *votre sensation de la jambe droite ne peut être que différente de votre sensation de la jambe gauche.* Ensuite pratiquez-le avec le pied gauche, puis comparez là encore votre perception des deux jambes. Il est également possible d'effectuer ce mouvement avec les deux pieds ou les deux bras simultanément, voire avec tout le corps, par exemple en vous tournant très très lentement, d'abord vers le côté droit, puis vers le côté gauche.

Ensuite, allongé sur le dos, jambes en extension complète, laissez la jambe droite se tirer vers vous – comme si elle était mue par des fils invisibles à partir du genou – jusqu'à ce que le pied repose fermement sur le sol (cf. illustration). Évitez, c'est important, de tirer la jambe vers vous ; le mouvement doit plutôt s'effectuer passivement à partir de la rotule. Veillez à maintenir la plante

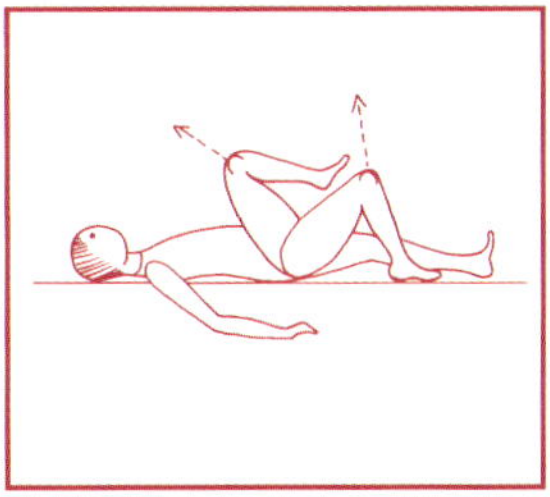

du pied sur le sol. Ensuite effectuez le même mouvement avec la jambe gauche. Prêtez attention à ses répercussions dans la région du dos. Ensuite tirez doucement les deux genoux vers le haut, si possible jusqu'à hauteur d'épaule (cf. illustration p. 31). Ayez conscience du moindre transfert du poids du corps. Puis abaissez les genoux de deux largeurs de doigt vers la droite, puis vers la gauche.

Cet exercice, comme le précédent, doit bien sûr *être effectué avec une extrême lenteur,* et il s'agit de suivre son déroulement jusque dans le moindre détail. Peut-être est-ce la première fois que vous sentez ainsi les répercussions de mouvements aussi minimes d'une jambe ou d'un pied dans toute la région du dos.

Cet exercice peut également se pratiquer allongé sur un lit ou assis sur une chaise, ou encore en portant un vêtement chaque fois différent, etc. La diversité écarte le sentiment d'ennui et contrecarre le risque d'automatisme des gestes. Au fur et à mesure que vous vous familiariserez avec ces différents exercices de contact, vous vous apercevrez qu'il vous devient de plus en plus facile de percevoir la peau en tant que surface de contact entre votre corps et le monde extérieur.

Enfin, vous pouvez effectuer cet exercice avec le sacrum, les mains ou toute autre partie du corps, à votre entière discrétion. Ne le pratiquez pas sans cesse avec la même partie du corps, sans quoi son déroulement risque de se changer en canevas préétabli. Découvrez d'autres possibilités de le pratiquer.

d) Ne pas se figer dans l'habitude

Nous n'avons que trop tendance à nous figer dans l'habitude. D'où l'utilité de pratiquer des exercices simples comme ceux qui viennent d'être décrits, à savoir d'« examen à fond du corps ». Ils nous enseignent en effet la flexibilité, c'est-à-dire l'adaptabilité, parce que la vie nous confronte sans arrêt à des modifications, à des changements. Nous avons souvent des difficultés à évaluer clairement les situations auxquelles la vie nous confronte, à trouver des solutions constructives, parce que notre besoin de sécurité et de confort nous fait préférer des canevas de comportement rétrécis, qui nous empêchent de découvrir et d'essayer de nouvelles possibilités d'action.

Il convient d'acquérir une compréhension de base de ces exercices de perception du corps avant de passer à la catégorie suivante, déjà un peu plus complexe, qui consiste à vivre l'espace intérieur du corps.

4. Explorer l'espace intérieur du corps

a) Premier exercice

Le plus simple est de commencer à explorer la cavité buccale au moyen de la conscience.

> Percevez-la comme un espace vide, puis sentez l'espace intérieur du cou, l'espace compris entre les côtes supérieures et les côtes inférieures. Sentez les côtes, l'une après l'autre, dans le sens de la longueur, jusqu'à ce que votre conscience englobe l'ensemble de la cage thoracique. Ensuite sentez l'arrondi des épaules, les aisselles, la racine des bras. Promenez votre conscience dans l'espace « vide », long mais peu large, de la partie supérieure des bras. Puis descendez plus bas : sentez l'espace intérieur des coudes, des avant-bras, des poignets, des mains, l'espace entre les paumes et les dos des mains, et enfin l'espace intérieur de chaque doigt. Ensuite, ayez si possible une conscience simultanée de l'espace intérieur des mains, des bras, de la cage thoracique, du cou, de la cavité buccale, de la région occipitale (également à l'arrière des yeux), et ainsi de suite. Élargissez votre conscience corporelle au bassin, à l'aine, aux jambes et aux pieds. Ayez une sensation nette de toutes ces parties du corps.

La réalisation d'une conscience corporelle approfondie requiert un temps d'entraînement plus ou moins long. Nombre de nouveaux élèves sont en effet incapables de percevoir l'espace intérieur de leur corps. Mais le jour où ils y parviennent, il leur devient possible, entre autres, de débloquer leur diaphragme.

Chaque fois que vous éprouvez une peur intense, concentrez-vous sur la région du plexus solaire. Cela a pour effet de rééquilibrer le tonus et vous permettra de retrouver plus vite le calme intérieur.

b) Acquérir la conscience de son squelette

Après avoir pris conscience de l'espace intérieur de votre corps, commencez à vous exercer à la perception de votre « charpente », à savoir le squelette. La plupart des gens ont à vrai dire une image fausse de leur squelette, ils le voient comme quelque chose de dur et d'inerte, quand il n'est pas carrément pour eux un objet d'épouvante. En réalité le squelette est extrêmement vivant et élastique.

Quelques exercices de conscience appropriés, effectués avec persévérance, vous aideront à percevoir jusqu'aux plus petits os, mais rendront aussi à votre squelette toute son élasticité – et même la lui préserveront jusqu'à un âge avancé.

Le principe des exercices relatifs au squelette est le même que pour les exercices précédents, et il a pour nom *conscience.* Exercez-vous à prendre peu à peu conscience de votre système osseux. Cela exige évidemment du temps et de la persévérance. Vous pourriez modeler ou dessiner des os : c'est une aide pour les exercices physiques. Il serait également opportun de prendre conscience de l'emboîtement particulier des os les uns dans les autres en différentes positions du corps, par exemple lorsque vous êtes allongé sur le côté, recroquevillé sur une chaise, à genoux sur le sol ou dans la position du tailleur.

Concentrer son esprit sur le système osseux est un exercice hautement recommandé. Au début, cela risque cependant d'être difficile sans accessoire. C'est pourquoi vous pourriez, avec une tige de bambou (d'un diamètre approximatif de 4,5 cm et de 30 cm de long), vous donner de légers coups sur différentes parties du corps, par exemple sur une cuisse en étant pleinement attentif aux sensations ainsi éveillées, c'est-à-dire sentir le contact de la peau avec le survêtement que vous portez, puis plus profondément : le tissu musculaire, et encore plus profondément : le tissu osseux. Lorsque la tige de bambou frappe sur la cuisse, cela fait-il un bruit d'« os » ?

L'aptitude à sentir la charpente osseuse, tout comme la porosité des os, donne au corps de l'agilité et par conséquent renforce le tonus musculaire. D'une façon générale, l'on peut dire que toute concentration sur le corps modifie le tonus musculaire. L'attention ciblée a

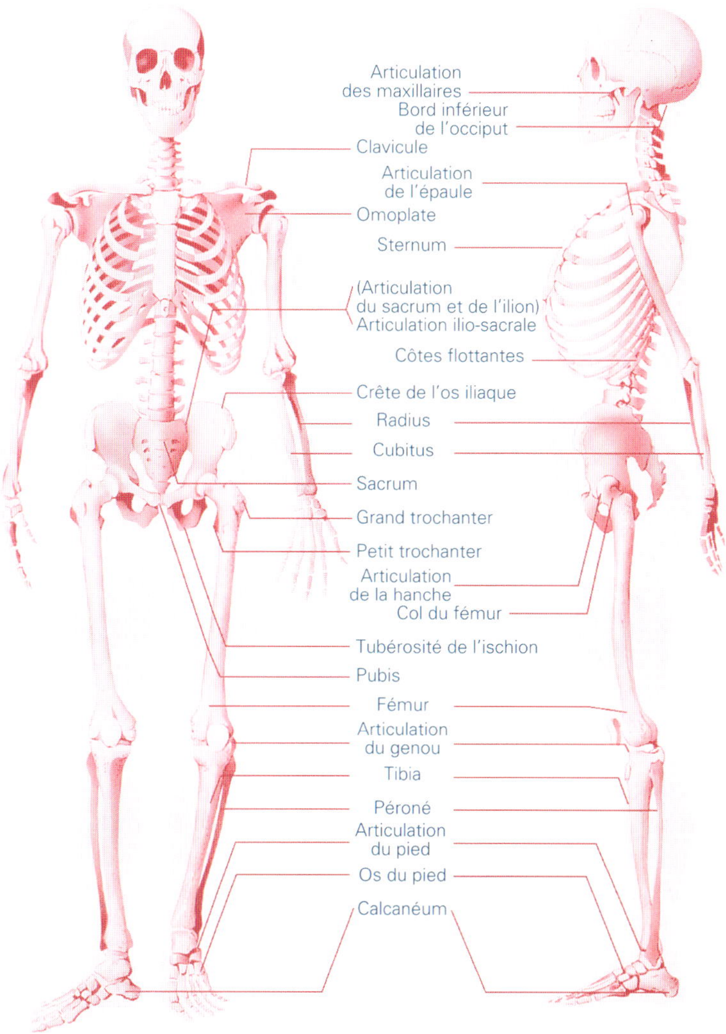

Le système osseux

des propriétés de régulation. Si vous voulez vous sentir frais et dispos, pratiquez, le matin ou à un autre moment de la journée, des exercices de conscience du squelette, de la forme corporelle et de l'espace intérieur du corps.

Pour ce type d'exercice, le débutant a avantage à s'allonger sur le dos, alors que le pratiquant chevronné peut les effectuer dans n'importe quelle position et n'importe où – dans le train, le bus, dans une file d'attente, etc. Comme vous vous en apercevrez au fur et à mesure, *ils ne cessent d'élargir et d'affiner la conscience de soi.*

Il est à signaler que de nos jours la notion d'« élargissement de conscience » est devenue quasiment un slogan, y compris, par exemple, pour justifier la consommation de drogues. Or, la consommation régulière de drogues, et plus encore de drogues dures, outre qu'elle injecte du poison dans l'organisme, donne lieu à des expériences dans lesquelles le consommateur perd pied en raison de leur intensité. Ne pouvant les assimiler, il en devient le spectateur impuissant.

En revanche, l'expérience de soi engendrée par l'eutonie, ou d'autres méthodes progressives de développement psychophysique, peut être intégrée par le pratiquant dans sa vie quotidienne. C'est du reste une caractéristique essentielle de tout mode sain d'expérience de soi.

B. Exercices de contact

1. Considérations générales

La technique du contact, nous l'avons vu, requiert la concentration d'esprit et la prise de conscience. Mais en fait, elle signifie plus encore. En effet, la pédagogie de l'eutonie accorde au terme de contact le sens d'un toucher ayant pour but la communication et l'échange. Il y a d'abord la perception tactile, mais ensuite il s'agit de percevoir l'objet du contact plus en profondeur. Par conséquent, nous avons affaire à un processus qui engendre une relation entre le pratiquant et l'objet de son contact. Le processus inverse consiste à exclure de son champ de conscience le monde extérieur, ou à laisser se produire une telle exclusion.

Dessiner, modeler, faire la cuisine ou d'autres activités manuelles requièrent le contact avec un certain nombre d'instruments ou d'ustensiles. Quelqu'un qui accomplit de tels gestes avec indifférence, c'est-à-dire de façon machinale, ou de mauvais gré, se coupe de son corps, de sorte que, à la longue, cet état d'esprit se retournera contre lui. Il n'y a pas de relations entre lui et ses ustensiles, il n'a aucun contact avec eux. Or cette absence permanente de relations se répercute dans son corps sous forme des blocages, c'est-à-dire de tensions, et celles-ci ont pour effet d'entraver la circulation du sang et de l'énergie.

L'eutonie emploie la technique du contact conscient pour contrecarrer de tels effets, puisqu'elle a la vertu de dénouer les tensions physiques et de rétablir la libre circulation énergétique dans le corps. Celle-ci se régule, ou est stimulée, comme est stimulée aussi la respiration, bien que d'une façon indirecte.

2. Le contact dans ses deux modalités de base

a) Le cercle fermé

Tenez une balle en bois ou en feutre entre les mains, mais sans appuyer dessus (cf. illustration). Puis exercez-vous à sentir la balle, sa forme ronde, la matière dont elle est faite, en la tenant ainsi entre les mains. Établissez une relation entre les deux mains, par rapport et grâce à cette balle, puis, tout en maintenant cette conscience relationnelle, roulez lentement la balle entre les mains. L'objectif de cet exercice consiste à sentir, à explorer les mains et la balle.

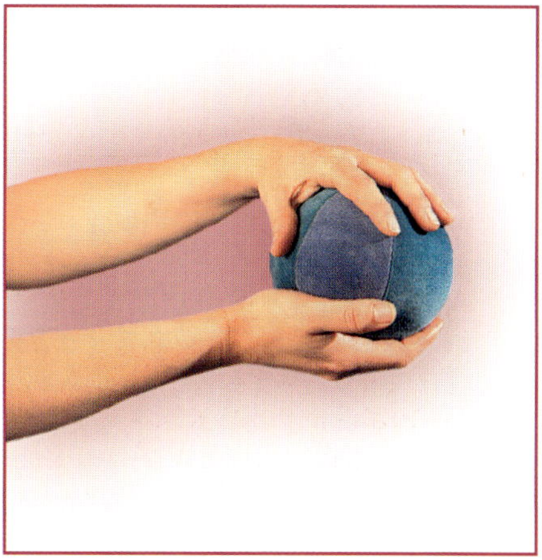

Il existe un certain nombre de variantes pour cet exercice, celle, entre autres, qui consiste à rouler une petite balle entre les doigts, ou entre les paumes des mains. En pratiquant ce type d'exercice, n'oubliez pas que l'essentiel est l'*établissement d'une relation entre les mains au moyen de la balle.* Finalement, posez la balle et laissez reposer quelques instants les mains. Comment percevez-vous *à présent* vos mains ?

Si vous souhaitez pratiquer cet exercice de contact mais que vous n'avez pas de balle à votre disposition, vous pouvez l'effectuer rien qu'avec vos mains en les faisant se toucher de diverses manières (vous inspirant en cela des bébés qui jouent avec leurs mains pour se découvrir).

Joignez les mains et laissez la chaleur se communiquer librement de l'une à l'autre, dans les deux sens simultanément, jusqu'à ce que le courant de chaleur soit égal dans les deux mains.

Si vous pratiquez cet exercice avec une forte concentration d'esprit, la chaleur dans vos mains s'intensifiera et elles finiront en quelque sorte par se confondre. Vous aurez du mal à distinguer une main de l'autre. La relation qui s'est établie entre vos deux mains vous les fait ressentir comme une unité. Ce type particulier de contact où seul le corps du pratiquant est concerné, la pédagogie de l'eutonie le désigne sous le terme de *cercle fermé.* L'exercice du *cercle fermé* favorise le calme et la concentration intérieurs.

b) Le contact avec le sol

L'eutonie enseigne un autre type d'exercice de contact, qui vise à établir des relations entre le corps du pratiquant et le sol. À cet effet, vous pouvez vous aider d'un bâton en bois ou d'une tige de bambou.

Tenez le bâton par un bout et posez l'autre bout par terre, puis exercez-vous – en position debout ou assise de préférence – à sentir le sol, via le bâton, à la fois sa surface et en dessous de sa surface. C'est comme si vous cherchiez à enfoncer le bâton dans le sol. Sentez comment votre perception du bâton change au fur et à mesure.

Les exercices de contact avec le sol, directement ou au moyen d'un objet, sont plus particulièrement efficaces à calmer les douleurs et à dénouer les tensions.

3. Exercices de contact avec différentes parties du corps

a) Contact avec les pieds et les jambes

Posez une balle de tennis (ou une balle en bois) par terre et placez dessus le pied droit, mais avec précaution. L'exercice vise à intensifier la perception des plantes des pieds (qu'on a par trop tendance à négliger). Augmentez peu à peu la pression du pied sur la balle, de sorte que vous la sentiez plus intensément à la fois dans les muscles, les tendons et l'ossature du pied. Sans doute des douleurs se réveilleront-elles à certains endroits du pied avec lequel vous pratiquez l'exercice. Maintenez la pression de la balle sur les endroits douloureux en essayant, au moyen de la conscience, d'évacuer la douleur, via la balle, dans le sol.

Cet exercice a pour effet de dénouer les contractions musculaires et de stimuler la circulation du sang. Il permet en outre de prendre soin de certains endroits du pied inaccessibles autrement. Après avoir pratiqué plusieurs fois cet exercice avec le pied droit, comparez la sensation que vous avez des deux pieds. Il y a de fortes chances que votre sensation du pied droit soit plus intense que celle du pied gauche, mais aussi que le pied droit repose maintenant plus fermement sur le sol.

Vous pouvez également pratiquer cet exercice en vous aidant d'une tige de bambou. Vous la posez en travers des pieds et, pour commencer, placez dessus les talons. Lorsque les plantes seront devenues chaudes, placez dessus les voûtes et, pour finir, les orteils. Maintenez plus longtemps la pression de la tige de bambou contre les endroits douloureux.

Cet exercice active bien sûr la circulation du sang dans les pieds mais plus encore : par l'intermédiaire des zones réflexes il irrigue le corps tout entier.

À présent, allongez-vous (ou asseyez-vous) sur le sol de telle façon que les plantes des pieds se touchent. Laissez la chaleur se communiquer d'un pied à l'autre, tel que décrit dans l'exercice que vous avez effectué tout à l'heure avec les mains (cf. p. 37), jusqu'à ce que vous ne distinguiez plus le pied gauche du pied droit, que vous les per-

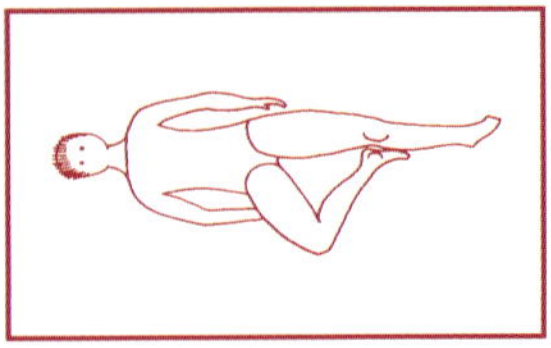

ceviez comme formant une unité. À présent, mettez la jambe gauche en extension complète et tirez la jambe droite jusqu'à la hauteur du genou gauche. Laissez le genou droit s'abaisser vers la droite, de telle façon que la plante touche la face intérieure du genou gauche (cf. illustration). Portez votre attention sur le contact entre la plante du pied droit et la face intérieure du genou gauche, et laissez-le s'intensifier jusqu'à ce que vous ne distinguiez plus l'une de l'autre.

Pendant cet exercice, efforcez-vous de garder détendue la région de l'aine, et plus précisément l'espace situé entre le pli droit de l'aine et l'ischion. Ce qui établit une relation de type énergétique, via la surface de contact, entre les jambes et les pieds, mais stimule également l'irrigation du bassin et des jambes. D'anciennes contractions peuvent ainsi se dénouer, notamment sur la face intérieure de la cuisse et dans la région de l'aine.

Ensuite, posez la plante du pied droit sur le mollet gauche, faites-la glisser le long du mollet, puis du pied jusqu'à ce que la jambe soit en extension complète.

Constatez ensuite le changement de perception consécutif à ce toucher. Pour finir, comparez la sensation que vous avez de l'une et l'autre jambe.

Ensuite, pratiquez l'exercice avec la jambe gauche.

Restant allongé sur le dos, tirez les jambes vers vous, posez les pieds fermement sur le sol et établissez le contact des plantes des pieds avec le sol.

Dans cette posture, il s'agit avant tout d'avoir conscience de la relation entre le bassin et les pieds, jusque dans le sol, via la région de l'aine et les jambes.

b) Contact avec le dos

Allongez-vous sur le dos, tirez les jambes vers vous jusqu'à ce que les plantes des pieds reposent sur le sol, puis placez deux tiges de bambou (d'environ 60 cm de long et de 1,5 cm de diamètre) sous le dos, de part et d'autre de la colonne vertébrale, et sentez la pression qu'elles exercent sur le dos. Constatez la profondeur de cette sensation. Sentez la pression de la tige de bambou contre le vêtement et, via les tiges de bambou, mais en la repoussant jusque dans le sol. Prêtez attention aux différentes sensations, ainsi qu'aux douleurs. Si des douleurs se réveillent à certains endroits du dos, exercez-vous à les évacuer au moyen de la conscience dans le sol, via les tiges de bambou. Lorsque vous commencerez à vous sentir à l'aise, que le dos se sera imprégné de chaleur, tirez les genoux plus haut, vers la région abdominale, ce qui aura pour effet d'accroître la pression des tiges de bambou contre le bassin. Au moyen de la conscience, essayez alors de dissoudre les sensations de pression, et sans doute de douleur, comme ci-dessus. Ensuite abaissez les jambes, posez les pieds sur le sol, puis faites glisser les plantes des pieds sur le sol jusqu'à ce que les jambes soient de nouveau en extension complète. Reposez-vous quelques instants. Puis mettez les bras en croix, ou bien posez les mains en croix, la main droite sur l'épaule gauche et la main gauche sur l'épaule droite.

Cette position particulière a pour effet d'accroître la pression des tiges de bambou contre les épaules, donc vise à dénouer les contractions des vertèbres dorsales supérieures – en particulier entre les omoplates. Prêtez attention aux contractions et aux douleurs et tâchez de les dissoudre au moyen de la conscience. Ce travail étant terminé, retirez les tiges de bambou de sous le dos. Puis prêtez attention au contact du dos avec le support. Ce contact s'est-il intensifié depuis tout à l'heure ?

Enfin, posez une tige de bambou en travers du dos, entre le coccyx et le sacrum. Il y a de fortes chances que vous la sentiez plus intensément que dans l'exercice précédent. Cet exercice vous permet de détecter des tensions musculaires encore plus profondes. Son objectif primordial est le dénouement des contractions douloureuses au moyen d'une attention profonde et ciblée. Lorsque vous ne sentirez pratiquement plus la tige de bambou à cet endroit du corps, qu'elle se confond pour ainsi dire avec votre corps, vous pourrez la placer un peu plus haut sur la colonne vertébrale, puis procéder de la même façon vertèbre après vertèbre, jusqu'à ce que vous ayez dénoué toutes les tensions dans votre dos. Mais commencez toujours par pratiquer l'exercice sur le bas du dos.

Lorsque pratiquant l'exercice sur le bord supérieur du bassin, c'est-à-dire la cinquième vertèbre lombaire, vous sentez encore un peu la pression de la tige de bambou contre cette région du dos, tirez les genoux – les deux en même temps ou l'un après l'autre – vers la région abdominale. Le jour où vous vous serez familiarisé avec ces différents exercices de contact, sentez-vous libre de les pratiquer en y apportant des modifications minimes de ce type.

Plus tard encore, lorsque le contact se créera facilement et que la stimulation sanguine se fera rapidement, vous pourrez compléter cet exercice par un des exercices de mouvement et d'assouplissement décrits dans le chapitre suivant.

Les exercices de décontraction du dos peuvent aussi être effectués en s'aidant de deux balles en feutre. Placez-les de part et d'autre du coccyx et sentez la pression exercée par les deux balles sur cette région du corps puis comparez-la à celle exercée par des tiges de bambou. Les balles s'enfoncent davantage dans les muscles, mais leur effet s'étend sur une moindre surface. En fait l'eutonie propose nombre d'autres variantes pour cet exercice.

Il convient de *ne pas poser de balles à proximité des reins,* à la limite supérieure du bassin, au-dessous des premières côtes. Les reins ne sont en effet protégés que par des parties molles, qu'il ne faut à aucun prix soumettre à de fortes pressions. C'est extrêmement douloureux et, en outre, cela risque d'entraîner un dysfonctionnement de l'organe.

c) Contact avec les épaules

Les exercices de contact au moyen de balles sont très efficaces en cas de fortes tensions dans les épaules. Ne commencez toutefois pas à les pratiquer directement sur les épaules, mais, rappelons-le, sur la partie inférieure du bassin. Il est indispensable de vous occuper d'abord du coccyx et du bassin, car ce travail fournit la *stimulation de base.* Il a des effets calmants, puisque l'un des centres nerveux du parasympathique a son siège dans le sacrum et qu'ainsi se trouve établie une relation, via la colonne vertébrale, entre le bassin et le dos, ce qui inclut aussi la région des épaules. De part et d'autre des vertèbres dorsales et des deux dernières vertèbres lombaires cheminent les nerfs du parasympathique, de sorte que si l'on pratique directement l'exercice pour détendre la région des vertèbres dorsales, cela peut entraîner une stimulation excessive, donc notamment de la nervosité.

d) Contact avec les côtés du corps

Après avoir pratiqué la technique du contact pour décontracter le bassin, le dos et la région des épaules, pratiquez-la pour évacuer les tensions logées dans les côtés.

Allongez-vous d'abord sur le côté droit, et tirez les jambes vers vous. Placez les bras devant le corps et prenez conscience du flanc droit avec le sol. Sentez-le s'enfoncer dans le sol à partir du trochanter. Ayez bien conscience du côté droit, sur lequel vous êtes couché, et plus particulièrement de la région de la hanche. Puis déplacez votre conscience vers le haut, jusqu'à la cage thoracique, où il y a un grand volume à explorer.

Mais avant de commencer cette exploration, regardez attentivement la reproduction du squelette (p. 35).

Ensuite, mettez-vous en position assise et balayez avec la conscience une côte après l'autre, en percevant nettement le tracé de chacune d'elles. Arrêtez-vous plus particulièrement sur les côtes flottantes et sur les muscles costaux, parce que nombre de tensions se traduisant par la peur ont leur siège ici. Lorsque ces tensions cèdent, la respiration peut s'approfondir et le tronc s'assouplir.

Les côtes sont en réalité bien plus inclinées qu'on ne l'imagine habituellement.

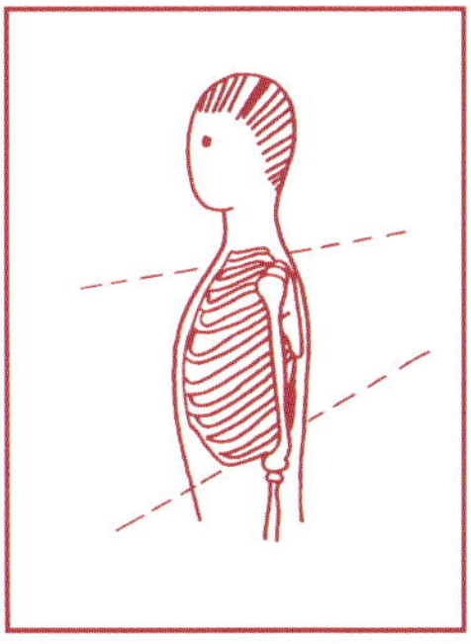

Allongez-vous à nouveau sur le côté droit et, à l'aide d'une tige de bambou, appuyez sur une première côte. Si elle est douloureuse, c'est le signe d'une contraction musculaire.
Par conséquent, évacuez peu à peu la douleur dans le sol, via la tige de bambou, et dénouez de la sorte une côte après l'autre, afin que le sang puisse mieux circuler dans l'ensemble du thorax.

Les côtes supérieures sont les plus faciles à repérer, car elles se situent dans le prolongement du bras. Si les aisselles sont tendues, ce qui sera probablement le cas, c'est que les muscles et les tendons y sont noués. Il s'agit alors de se détendre et de sonder en profondeur les aisselles et la racine des bras au moyen de la conscience, en sorte de dénouer les contractions. Sentez la forme bombée et l'espace intérieur de la cage thoracique.

Commencez toujours à pratiquer cet exercice avec le côté droit du corps, ce qui prépare le côté gauche, à savoir celui du cœur. Les personnes qui souffrent de troubles cardiaques *veilleront à effectuer très lentement cet exercice avec le côté gauche du corps.* De plus, il leur est conseillé de ne le pratiquer que de *temps à autre.* Les contractions musculaires sont en effet responsables de certains troubles cardiaques.

e) Contact du genou avec le mollet

Il s'agit là d'un exercice visant à prévenir les troubles variqueux – que les personnes souffrant d'une affection grave liée aux varices ou d'inflammation veineuse aiguë s'abstiendront de pratiquer.

Allongez-vous sur le dos, tirez les jambes vers vous en ayant soin de camper les pieds sur le sol. Puis levez la jambe droite et placez la partie supérieure du mollet sur le genou gauche (cf. illustration). Sentez la pression du genou contre le mollet, le genou qui s'enfonce dans les muscles du mollet. Il se pourrait que le mollet vous fasse mal en certains endroits. Si oui, ces douleurs signalent évidemment des contractions musculaires, que vous vous efforcerez ensuite de dénouer. Au moyen de la conscience, balayez l'un après l'autre les endroits qui font mal ; dès que l'un d'eux s'imprègne d'une chaleur agréable, portez votre attention sur un autre. Pratiquez également cet exercice de contact en plaçant différents endroits de la face extérieure et de la face intérieure de la jambe contre le genou, cela en vaut la peine.

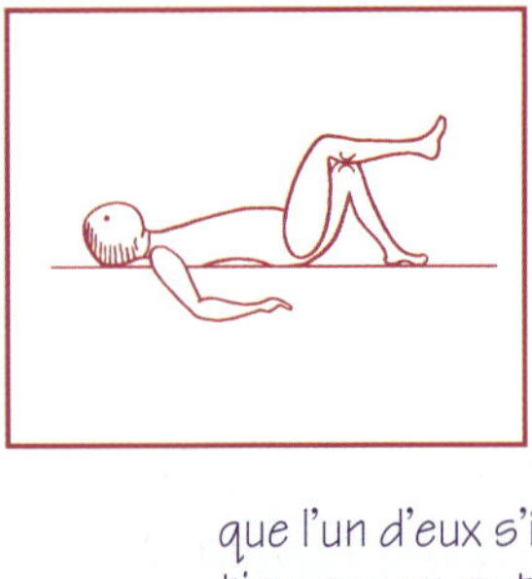

Vous pouvez pratiquer cet exercice en alternance avec le mollet droit et le mollet gauche, sans oublier le tendon d'Achille. Vérifiez chaque fois que les contractions ont toutes été évacuées ; pour cela, passez lentement le mollet (droit ou gauche) sur le genou (gauche ou droit) – éventuellement deux fois. Puis tirez les genoux vers la région abdominale et remuez bien les talons. Vous ne manquerez sûrement pas de constater qu'il est plus facile de remuer la jambe dont vous venez de travailler le mollet.

f) Contact avec les cuisses

Pour cet exercice, vous pouvez employer soit deux balles, soit un bâton, soit de petites balles en bois, soit des châtaignes (les balles font le plus mal, donc n'utilisez-en que si vous êtes certain de pouvoir vous détendre malgré la douleur). Nous admettrons que vous avez opté pour les deux balles.

Allongez-vous sur le ventre et placez une balle sous chaque cuisse, au milieu de sa longueur. Puis, au moyen de la conscience, évacuez la douleur éprouvée à cet endroit précis jusque dans le sol. Ensuite, posez l'une et l'autre balle un peu plus près des genoux et procédez de même. Dès que la douleur devient insupportable à un endroit ou un autre de la cuisse, retirez-les aussitôt. Il est inutile de vous torturer. Jamais l'inconfort engendré par des balles (ou quelque autre accessoire) ne doit devenir insoutenable.

4. L'évacuation des douleurs

L'évacuation des tensions et des douleurs conformément aux principes de l'eutonie ne repose pas sur la suggestion mentale, mais sur un travail réalisé en toute conscience. Se concentrer sur un muscle noué suffit à le détendre.

La détente et une meilleure irrigation de l'endroit du corps sur lequel vous pratiquez l'exercice ont pour effet d'adoucir le muscle situé dans le voisinage d'un objet dur. Mais cela nécessite une intense concentration, autrement dit d'être totalement présent à l'exercice. Lorsque la concentration est insuffisante, c'est le contraire qui se produit : la circulation du sang est entravée par la trop forte pression exercée par un objet dur sur les vaisseaux sanguins. La technique du contact via un accessoire est un excellent moyen pour détecter les contractions dont on n'a habituellement pas conscience. La douleur provoquée par la pression d'un objet dur sur un endroit contracté du corps intensifie en réalité le pouvoir de concentration, si bien que l'obstruction cède.

Sentez-vous libre d'innover en matière d'exercices de contact. Lorsque vous aurez réussi à dénouer quelques contractions – autrement dit lorsque vous commencez à vous familiariser avec les exercices de contact – des variantes vous viendront sans doute spontanément à l'esprit.

5. Effets bénéfiques des exercices de contact

- Intensification de la faculté de concentration (ou faculté de rassembler son esprit sur une tâche déterminée).
- Stimulation de la circulation du sang.
- Affinement de la faculté de perception, à la fois intérieurement et extérieurement.
- Capacité de se détendre, même en présence d'une douleur physique assez intense, ou dans les situations conflictuelles.

C. Technique de la libre circulation

1. Les cercles fermés

La technique de la libre circulation, en fait une technique plus élaborée de contact, élargit elle aussi le champ de la conscience. De même, elle intensifie la perception de soi. Il est à noter que les exercices de libre circulation exigent généralement d'être pratiqués plusieurs fois avant d'être correctement compris. Mais revenons un instant sur l'exercice de contact relatif au cercle fermé (décrit p. 37). Chacun sait qu'on peut joindre les mains de plusieurs manières : en posant les paumes l'une contre l'autre (cf. illustration p. 47), en posant la paume d'une main sur le dos de l'autre, en croisant les mains. Mais rappelons que le contact n'est vraiment établi entre les deux mains qu'avec l'impression de leur unité.

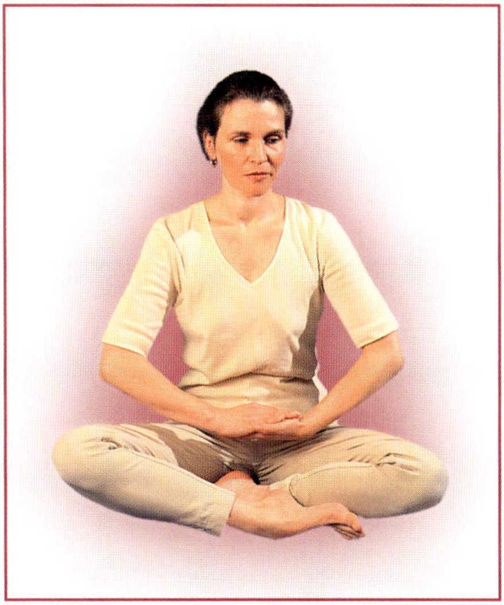

À présent, fermez les yeux et sentez la chaleur se répandre à l'intérieur du cercle fermé formé par les mains jointes, et plus exactement des deux cercles, car il y en a effectivement deux : l'un qui va dans le sens des aiguilles d'une montre et l'autre qui va dans le sens inverse des aiguilles d'une montre. Lorsque ces deux cercles ne rencontrent aucun blocage ils sont continuellement en mouvement. Cet exercice spécifique des mains favorise une meilleure irrigation de l'organisme ; de même, il active la formation de tissu cellulaire. Certains placent spontanément leurs mains dans cette position-là lorsqu'ils s'efforcent de rassembler leurs pensées. Sans compter que cette position particulière des mains est aussi adoptée par d'innombrables croyants pour la prière.

Le fait de pratiquer ce type d'exercice en toute conscience vous permet d'acquérir une nette perception des différents types de circulation dans votre corps, à savoir celle du sang, de la lymphe et de l'énergie. Votre corps deviendra de plus en plus « perméable », de sorte que vous serez de moins en moins exposé aux troubles circulatoires.

La libre circulation, comme la technique du contact, requiert bien sûr un esprit pleinement concentré.

2. Quelques exercices de libre circulation

Allongez-vous sur le dos de telle façon que les plantes des pieds se touchent. Dans cet exercice, le cercle de libre circulation comprend le bassin, l'aine, les cuisses, les genoux, les mollets et les pieds (cf. illustration).

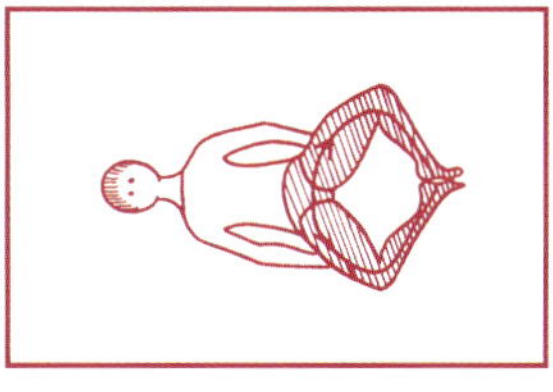

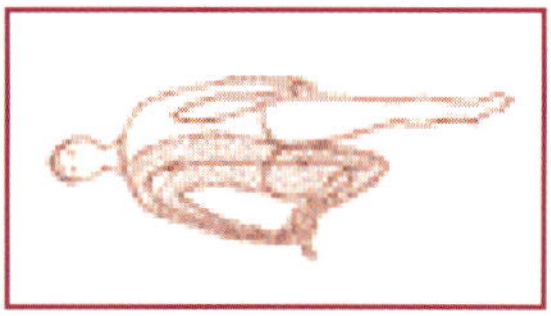

Tirez vers vous la jambe droite et laissez s'abaisser le genou au sol, pied dirigé vers l'extérieur.
Puis enveloppez de la main droite le cou-de-pied (cf. illustration).

L'objectif de cet exercice est d'ouvrir les différentes articulations du cercle fermé ainsi formé, parce que cette ouverture crée un sentiment d'espace. L'énergie doit pouvoir circuler librement entre la main, le pied, la jambe repliée, l'aine, le bassin, tout le côté droit du corps, l'articulation de l'épaule, le bras. Ici les muscles de la cuisse ont tendance à manifester une résistance considérable. Par conséquent, si cette posture vous est pénible, prêtez particulièrement attention aux endroits responsables de votre inconfort. Si vous vous apercevez soudain que vous avez des fourmis dans un pied ou une jambe, allongez la jambe, puis étirez-vous jusqu'à leur complète disparition. Les fourmillements sont imputables à un relâchement d'attention. Vous vous étiez tendu, à votre insu, de sorte que le courant s'est bloqué dans le pied ou la jambe droite. Cette situation est évidemment à éviter ; il faut faire tout son possible pour garder un esprit détendu et concentré.

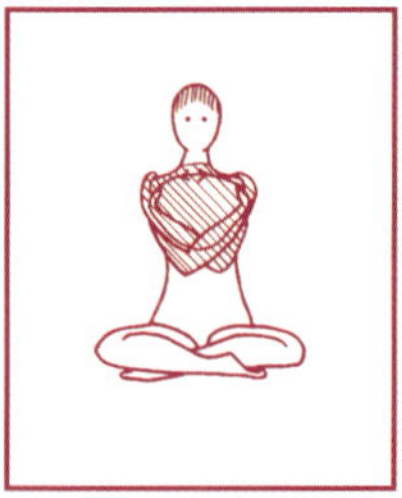

Prenez à présent la position assise genoux repliés et posez délicatement les mains sur l'arrondi des épaules de telle sorte que les avant-bras se touchent (cf. illustration). Ici les deux cercles se rencontrent à la pointe du sternum et aux avant-bras. Cet exercice peut également s'effectuer en position couchée ou debout. Les débutants ont cependant avantage à le pratiquer allongés sur le dos.

Soyez très attentif aux répercussions de ces exercices en d'autres parties du corps. Notez s'ils modifient votre sensation globale du corps, ou si elle reste inchangée.

3. Effets bénéfiques des exercices de libre circulation

- Stimulation de la circulation du sang, tant centrale que périphérique.
- Intensification de la conscience corporelle.
- Augmentation du pouvoir de concentration, donc apaisement du mental.
- Régulation du tonus, c'est-à-dire réalisation d'une tension musculaire équilibrée.

CHAPITRE IV

Étirements et élongations

En entendant le mot « étirement », l'image qui nous vient sans doute spontanément à l'esprit est celle d'un chat ou d'un chien. En effet, chiens et chats ont le réflexe de s'étirer dès leur réveil. S'étirer est un geste vital, un geste constructif qui injecte de l'acide lactique dans le tissu musculaire. Quiconque pratique fréquemment des étirements se fatigue moins vite.

Posez quelques instants votre livre et pratiquez des étirements. Prenez le temps de vous étirer à fond – pendant cinq minutes au moins, sinon plus. S'étirer le matin au réveil, en prenant tout son temps, est important. Là aussi chacun peut donner libre cours à son imagination. Si vous pratiquez dix minutes d'étirements chaque matin, vous commencerez assurément vos journées dans un état d'esprit positif. Cela peut d'ailleurs vous donner quantité d'idées et l'entrain nécessaire pour les réaliser.

L'eutonie distingue plusieurs façons de s'étirer :

- Activement.
- Passivement.
- À partir du milieu du corps (étirement central).
- À partir des extrémités (étirement périphérique).
- Contre les résistances.

A. Technique de l'étirement passif

Les étirements passifs sont assimilables à des élongations. Comme elles, ils dénouent les muscles contractés et leur rendent leur élasticité naturelle. Les exercices d'étirement passif peuvent être effectués malgré les crispations qui nous affligent ; ils consistent à prendre conscience de nos muscles raccourcis et des contractions qui rendent pénibles nombre de postures proposées par l'eutonie.

1. Les quatre critères pour la décontraction musculaire

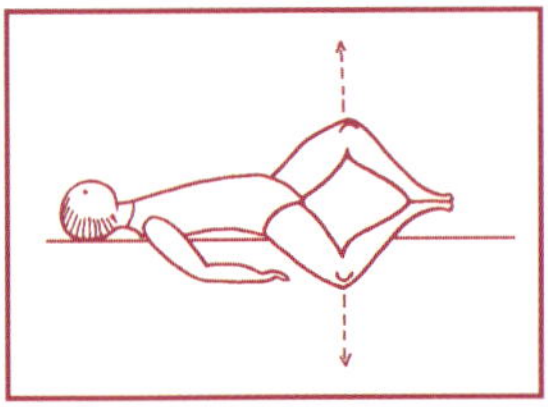

Reprenez la première posture de libre circulation (cf. p. 47), autrement dit, allongez-vous sur le dos, laissez les genoux se tirer vers vous, comme s'ils étaient mus par des fils invisibles, jusqu'à ce que les plantes des pieds se touchent (cf. illustration).

Cette posture, qui au chapitre précédent avait pour objectif le *contact* et la *libre circulation,* favorise ici en plus la prise de conscience de l'espace intérieur du corps, et plus particulièrement du bassin, de l'aine, de la raie des fesses, des cuisses (de l'espace compris entre leur face intérieure et leur face extérieure).

Dès que cette posture se révèle trop inconfortable, quittez-la et reposez-vous quelques instants. Pratiquez plusieurs fois cet exercice, en essayant chaque fois de disperser la douleur avant qu'elle devienne insupportable. À cet effet, sentez l'espace intérieur des différentes régions du corps concernées et, vous aidant de la force de la conscience, prolongez votre corps à partir des genoux, jusque dans l'espace extérieur (cf. illustration ci-dessus). Ensuite, portez votre attention sur la surface de contact du corps avec le sol. Ayez conscience de la position du corps sur le sol. Assurez-vous que vous vous laissez correctement porter par lui.

Pour venir à bout de la résistance exercée par les muscles contractés, les quatre critères suivants entrent en ligne de compte :

- La surface de contact du corps avec le sol.
- Le contact et la libre circulation.

- L'espace intérieur du corps.
- Le prolongement du corps dans l'espace extérieur (cf. p. 57).

Pensez-y pendant que vous effectuerez la série d'exercices suivante.

2. Différents exercices d'élongation

a) Les genoux

Allongez-vous sur le dos, jambes en extension complète. Puis, la jambe gauche restant en extension, laissez la jambe droite se tirer vers vous, comme si elle était mue par des fils invisibles, et enveloppez le cou-de-pied de la main droite (cf. illustration). Puis concentrez-vous sur le cercle de libre circulation ainsi établi et, à l'aide de la force de conscience, prolongez la cuisse droite par-delà son genou, c'est-à-dire vers l'avant (cf. illustration).

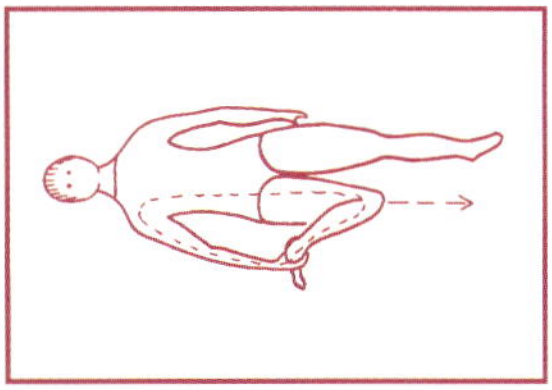

b) La face postérieure des jambes

Cet exercice est plus particulièrement recommandé pour la décontraction des muscles de la face postérieure des jambes.

Allongez-vous sur le dos à proximité d'un mur, de telle sorte que les jambes puissent se poser à la verticale sur ce mur, l'extrémité des orteils dirigée vers le nez et les talons vers le mur, les mains placées de part et d'autre du corps (cf. illustration). Ensuite, abaissez latéralement une jambe, talon tendu, jusqu'au sol. Ce mouvement, qui doit être effectué lentement, a pour effet d'étirer les faces intérieure et postérieure de cette jambe.

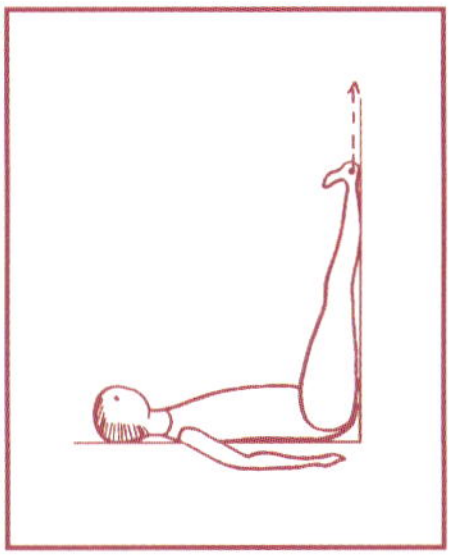

Allongez-vous à nouveau sur le dos, plaquez les jambes contre le mur comme dans l'exercice précédent, mais cette fois posez les mains l'une sur l'autre derrière la tête, les coudes devant toucher le sol. Puis amenez la jambe droite, à partir du genou, au-dessus du genou gauche, et laissez s'abaisser les deux jambes vers la gauche, à partir des genoux. Quelles répercussions cette élongation a-t-elle dans le côté droit du corps, ainsi que sur la surface de contact du corps avec le sol ?

Dès que cette élongation devient trop intense, trop douloureuse, décroisez les jambes et laissez-les glisser l'une contre l'autre sur le mur, vers le côté gauche – ce qui a pour effet de réduire leur élongation. Pour la réduire encore davantage, vous pouvez placer les bras de part et d'autre du corps. (Les personnes souffrant de troubles cardiaques ne pratiqueront qu'une élongation modérée.) Gardez cette posture jusqu'à ce que vous vous sentiez tout à fait à l'aise. Les contractions, bien sûr, disparaissent rarement sur-le-champ. De plus, il faut un certain temps de pratique avant d'acquérir la maîtrise des quatre critères mentionnés plus haut. Cet exercice peut prendre plusieurs minutes. Après quoi, pratiquez-le avec le côté gauche du corps.

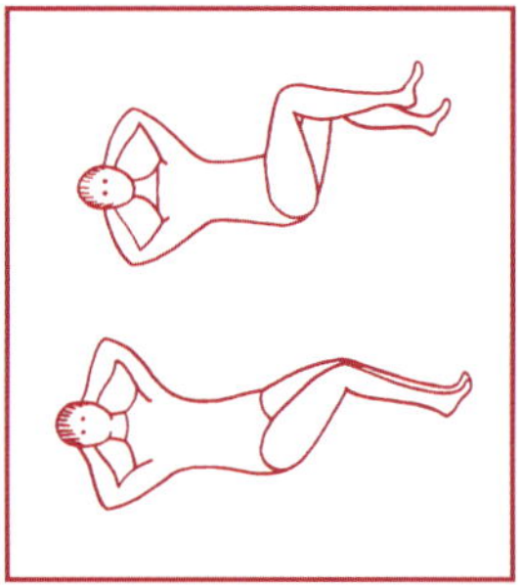

Vous pouvez également pratiquer cet exercice en vous inspirant des deux illustrations ci-contre.

c) La colonne vertébrale

Asseyez-vous sur les talons et penchez-vous lentement, très lentement, en avant, la tête se plaçant devant les genoux, tout contre (cf. illustration page suivante). Dans ce mouvement, veillez à dérouler le dos vertèbre après vertèbre, à partir du coccyx et jusqu'aux vertèbres cervicales. Pour vous aider à maintenir le front devant le genou, croisez les mains et poussez-les contre la tête, ce qui a pour effet d'intensifier l'élongation. Vous pouvez soulever un peu les fesses pour mieux y arriver. Dans quelle région de la colonne vertébrale percevez-vous le plus intensément cette élongation ?

Ensuite, redressez lentement le corps à partir du coccyx, vertèbre après vertèbre, jusqu'à ce que vous soyez de nouveau assis sur les talons, le dos bien droit.

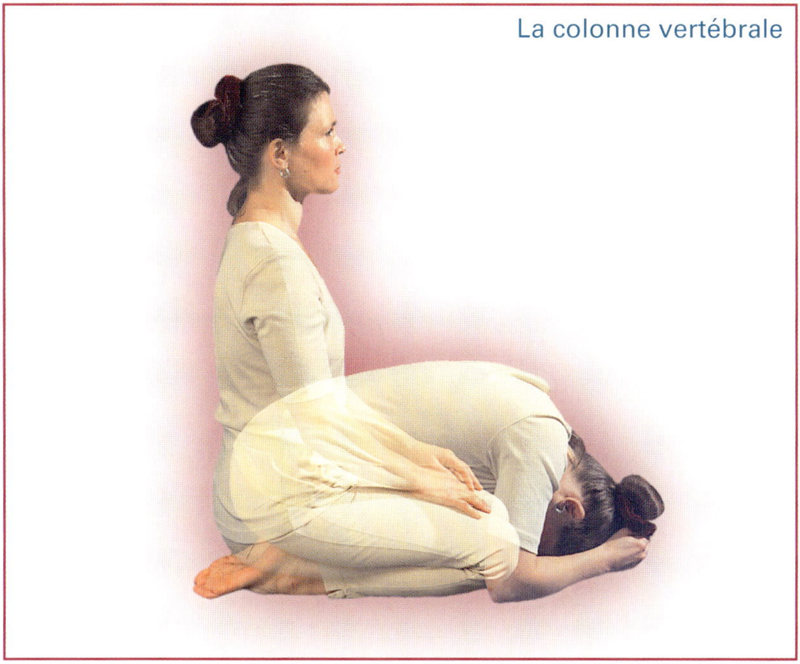

d) La nuque et le dos

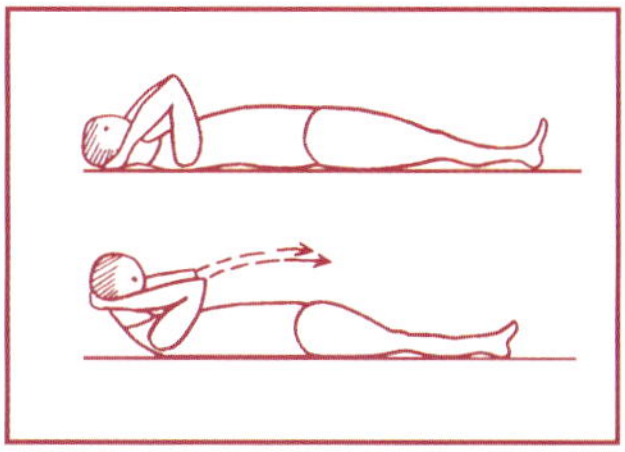

Allongez-vous sur le dos, jambes en extension complète, mains posées l'une sur l'autre derrière la tête (cf. illustration). Puis levez les coudes et tirez-vous vers l'avant, ce qui a pour effet de soulever la tête (cf. illustration).

Ce mouvement entraîne une élongation intense de la nuque et du dos. L'effet d'élongation s'intensifiera encore si, pour la réaliser, vous imaginez que d'invisibles fils vous tirent en direction de l'extrémité des orteils.

B. Technique de l'étirement actif

Les étirements actifs peuvent être effectués de bien des manières. Mais l'eutonie distingue deux modes principaux d'étirements actifs, l'un dont l'impulsion peut être qualifiée de centrale, l'autre dont l'impulsion peut être qualifiée de périphérique. Autrement dit, un mode où le mouvement est impulsé par le milieu du corps, et un autre où le mouvement est impulsé par les extrémités du corps. Le troisième étant une combinaison des deux précédents.

1. Les modes d'étirements actifs

a) Étirement périphérique

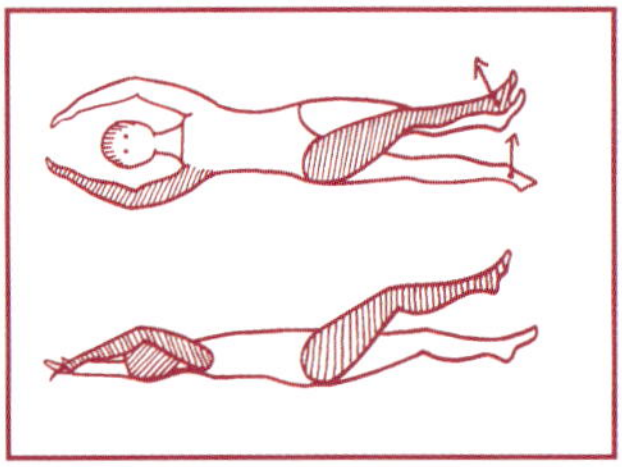

Allongez-vous sur le dos, jambes en extension complète, et concentrez-vous sur le talon droit ou gauche. Puis, à partir de ce talon, étirez la jambe correspondante et placez-la au-dessus de l'autre jambe (cf. illustrations). Intensifiez peu à peu le mouvement d'étirement, ce qui vous fera finalement basculer sur le ventre.

Ensuite, étirez de la même façon la jambe droite ou gauche jusqu'à ce que vous basculiez à nouveau sur le dos (cf. illustrations). Veillez chaque fois à ce que l'impulsion d'étirement provienne du talon, autrement dit de la périphérie du corps.

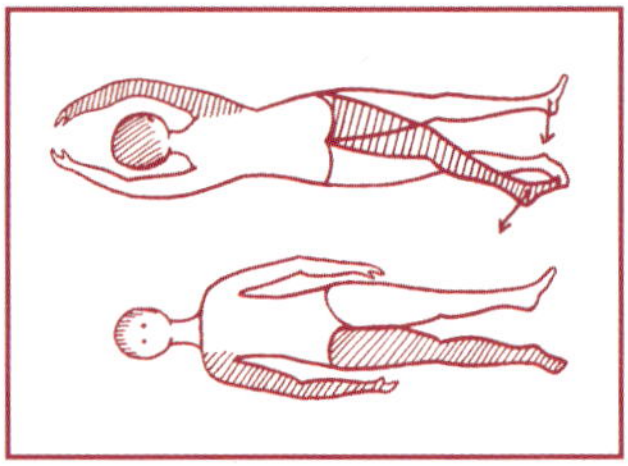

b) Étirement central

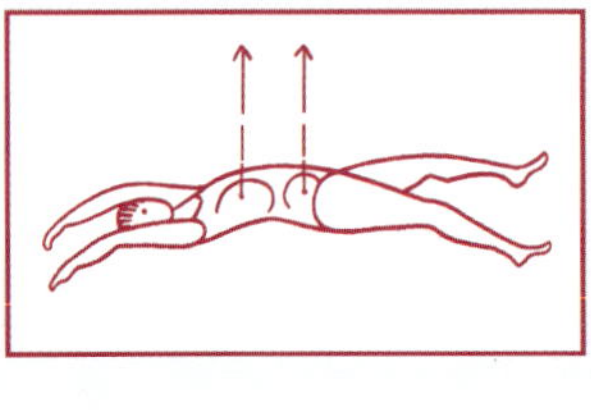

Allongez-vous sur le dos, jambes en extension complète, concentrez-vous sur la hanche droite ou gauche et la cage thoracique, l'impulsion devant provenir de cette région-là du corps (cf. illustration).

Comme précédemment, intensifiez peu à peu le mouvement d'étirement du corps, en sorte qu'à un moment donné vous basculiez sur le ventre. Pour revenir sur le dos, laissez le mouvement être impulsé par les fesses et le bassin.

c) Étirement mixte

Il s'agit à présent de combiner étirement périphérique et étirement central.

Pour cela, allongez-vous sur le côté gauche ou droit et prenez la position du fœtus dans le ventre de sa mère. Autrement dit, pliez les coudes et les genoux (cf. illustration).

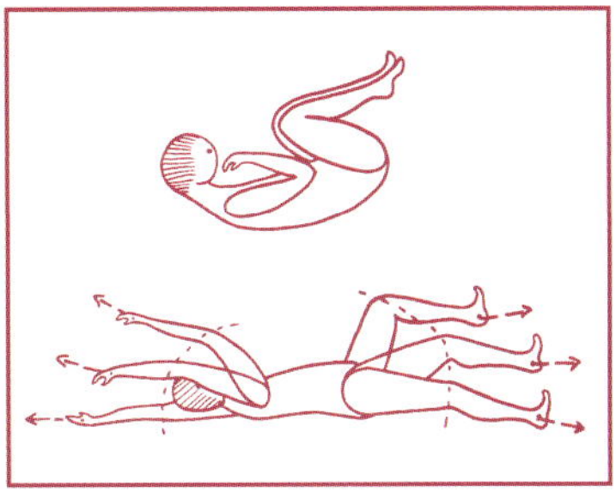

Puis étirez le corps, mais cette fois à partir des talons et de l'extrémité des doigts. Vous vous étirez à la fois vers le haut et vers le bas, jusqu'à ce que tout le corps forme une ligne droite sur le sol (cf. illustration).

Puis, le mouvement étant cette fois impulsé par les hanches et les côtes, faites basculer le corps sur le dos, puis sur le côté opposé. Pour finir, reprenez la position du fœtus dans le ventre de sa mère.

C. Prolongement du corps dans l'espace

L'exercice d'élongation passive des genoux avait déjà eu pour objet de prolonger le corps dans l'espace extérieur, mais ce prolongement peut également se réaliser de façon active.

Il est toutefois à souligner qu'il ne convient de pratiquer des étirements actifs qu'après avoir acquis la maîtrise de la technique de contact, ainsi qu'une certaine conscience de son corps. Cette précaution vous met à l'abri d'extensions trop intenses, mais évite aussi à la conscience de se perdre dans l'espace extérieur. C'est la raison pour laquelle les exercices de prolongement de la conscience dans l'espace extérieur sont déconseillés aux débutants.

1. Exercice préliminaire

Il est recommandé aussi de pratiquer l'exercice préparatoire suivant.

Allongez-vous sur le dos, tirez les jambes vers vous jusqu'à ce que les plantes des pieds reposent sur le sol. Puis prenez conscience de la ligne droite entre les mollets et les talons, puis de son prolongement jusque dans le sol. Vous pourriez recourir à une image mentale pour vous y aider, c'est-à-dire visualiser l'une ou l'autre jambe qui, à partir du talon, se prolonge dans le sol. Avec la pratique, vous n'aurez plus aucun mal à sentir la réalité d'un tel prolongement corporel dans l'espace extérieur. Ensuite allongez de nouveau les jambes et essayez de percevoir la distance entre les talons et le mur devant vous.

En pratiquant cet exercice, il est important de bien sentir le contact des pieds avec le mur. Mais il est tout aussi important de garder conscience de l'espace intérieur du corps. Lorsque vous aurez assimilé ce principe élémentaire, vous pourrez effectuer n'importe quel mouvement avec un minimum de force et un maximum de mobilité, ce qui engendre en plus une légèreté physique régénératrice. Cette régénération ira du reste en s'intensifiant au fur et à mesure de votre pratique de l'eutonie.

2. Exercices de base

a) Prolongement des bras

Les exercices de base relatifs au prolongement du corps dans l'espace extérieur sont d'abord à effectuer avec les bras.

Allongez-vous sur le dos à proximité d'un mur et élevez le bras droit jusqu'à l'extension complète. Dans ce mouvement, sentez, à partir de l'omoplate et de l'arrondi de l'épaule, toute la longueur du bras et de la main, jusqu'à l'extrémité des doigts. Bougez librement le bras vers l'arrière et vers l'avant, en veillant à ce que, chaque fois qu'il se pose sur le sol, le corps tout entier forme une ligne droite (cf. illustration). De même,

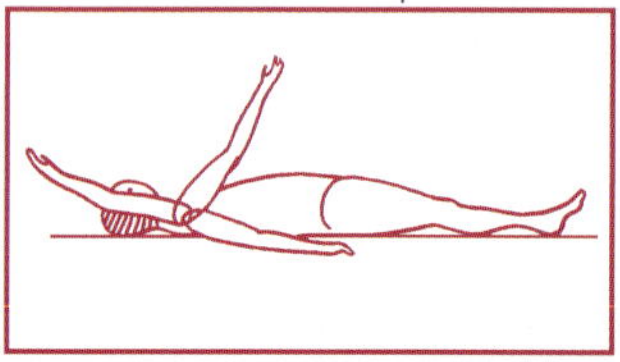

ayez conscience qu'il se prolonge chaque fois dans l'espace jusqu'au mur devant vous. Dans ce mouvement, le bras doit rester en extension complète, autrement dit, ne se plier ni au coude ni au poignet. Après avoir pratiqué quatre ou cinq fois ce mouvement, placez à nouveau le bras le long du corps, puis comparez votre sensation de l'un et l'autre bras. Si votre bras droit vous paraît plus léger que le gauche, c'est que votre conscience corporelle s'est effectivement prolongée dans l'espace extérieur. Et s'il n'y a pas de différence de sensation entre les deux bras, c'est que les mouvements du bras droit ont dû se dérouler machinalement.

À présent, vous pourriez varier les mouvements du bras droit – qui doit cependant rester en extension complète – et chaque fois vous prolonger dans toutes les directions possibles. Après chaque exercice, comparez votre sensation du bras ayant effectué les mouvements et votre sensation de l'autre bras. Ensuite, effectuez ces mêmes mouvements avec le bras gauche. Pour finir, pratiquez cet exercice, avec une attention toujours aussi soutenue, des deux bras ensemble, en observant le mouvement simultané des bras et en percevant la relation entre l'un et l'autre.

b) Prolongement des jambes

Au début, le prolongement de la conscience corporelle au-delà des jambes me paraît plus facilement réalisable à partir des genoux qu'à partir des talons.

Commencez l'exercice avec la jambe droite. Pour que le mouvement soit léger, donc apte à modifier le tonus musculaire, le prolongement de la conscience corporelle dans l'espace extérieur doit s'effectuer par la cuisse et le genou. Vous pourriez vous faciliter la tâche en vous aidant d'un bâton d'une longueur supérieure à l'espace compris entre la cuisse et le genou. À l'aide de ce bâton, prolongez cuisse et genou et sentez l'espace extérieur de cette façon-là (cf. illustration page suivante).

Une fois acquise une certaine expérience de cette visualisation, essayez de prolonger votre conscience corporelle au-delà du genou sans l'aide d'un accessoire. Ce prolongement corporel particulier a

Prolongement des jambes

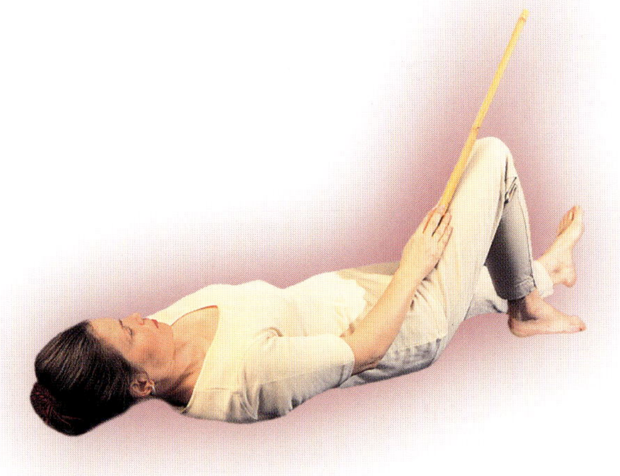

pour effet un étirement salutaire de l'articulation de la hanche. Si vous souffrez d'une mauvaise circulation du sang dans les jambes, il est susceptible de stimuler l'irrigation de vos jambes.

3. Variantes et conseils d'ordre général

Vous pouvez également pratiquer ce type d'exercice en prolongeant votre conscience corporelle à partir de différentes autres parties du corps : la région occipitale, le sommet de la tête, les oreilles, le nez, le menton, les épaules, les coudes, le fessier, etc. Laissez libre cours à votre imagination et demandez au corps son concours. Veillez cependant à vous concentrer chaque fois sur la partie du corps donnant au mouvement son impulsion. Faites en sorte que le corps tout entier suive le trajet de l'impulsion. Veillez aussi à rester détendu, à ne laisser naître aucune tension dans les pouces, à garder souples les articulations des mains, à ne pas contracter les mâchoires. N'oubliez pas non plus de garder la langue souple et détendue. L'unité parfaite du corps paraît chose extrêmement facile à réaliser, cela requiert toutefois une forte concentration d'esprit.

4. Effectuer certains mouvements en imagination

Lorsque vous aurez acquis une certaine maîtrise des exercices de prolongement du corps dans l'espace extérieur, vous pourrez vous exercer à effectuer certains mouvements en imagination. Pour cela, prenez comme canevas le premier exercice de prolongement du bras droit.

Allongez-vous sur le dos, les bras posés le long du corps. Élevez le bras droit jusqu'à l'extension complète, puis effectuez le même mouvement du bras gauche en imagination. Ensuite, comparez votre sensation du bras droit et celle du bras gauche.

Cette sensation est-elle identique pour les deux bras, ou bien différente ? Il se pourrait en effet que l'exercice d'imagination auquel vous venez de vous prêter ait rendu le bras gauche plus léger que le bras droit, ce qui serait le signe d'une augmentation de tonus dans le bras gauche.

D. Technique de l'étirement par résistance

Si la station debout est possible, c'est grâce à la force de gravité, c'est-à-dire la force d'attraction de la terre. Mais nous pouvons aussi y résister. Lorsque nous avons réellement conscience de ce fait, notre attitude corps/esprit peut changer du tout au tout. Nous pouvons décider soit de nous étirer contre la force de gravité, y compris dans la position couchée, soit de nous laisser porter par le sol de façon passive. Le fait de s'affirmer contre la force de gravité en s'en jouant, pour trouver l'équilibre physique a également des répercussions sur l'esprit.

1. La notion de transport

Ce principe est aisément détectable dans le transport des impulsions, qui peut fonctionner tout aussi naturellement que des processus physiologiques comme la respiration, le métabolisme et la digestion. L'eutonie entend le terme de « transport » au sens d'une sollicitation consciente des réflexes proprioceptifs, dont les exercices de base qui suivent sont une illustration convaincante. À ma connaissance, ils sont même à classer parmi les exercices centraux de l'eutonie. Si vous comprenez bien leurs répercussions dans le corps, vous y recourrez très souvent et découvrirez même d'innombrables variantes.

2. Modalités de base de résistance

a) *Résistance horizontale*

Avant d'effectuer cet exercice, allongez-vous sur le dos en veillant à placer la tête dans l'axe de la colonne vertébrale, bras le long du corps, et essayez de situer l'articulation de la hanche. Puis vérifiez vos supputations à l'aide du croquis ci-dessous. Il n'est pas rare que des élèves répondent qu'elle est en a ou en b, alors qu'elle est en c.

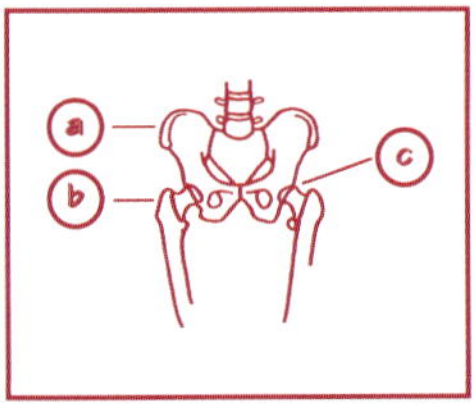

À présent, placez la main gauche sur l'aine, puis bougez la jambe droite, à partir du genou, vers le haut puis vers le côté, le but de l'exercice étant de sentir ces mouvements dans l'articulation de la hanche. Après quoi, abaissez la jambe, mais de telle sorte que les pieds reposent l'un à côté de l'autre sur le sol, dans l'axe de la tête du fémur. Ensuite, au moyen de la conscience, balayez la région du corps comprise entre le coccyx et les pieds : le coccyx, l'articulation de la hanche, les cuisses, les genoux, les mollets, l'articulation des pieds et les pieds eux-mêmes. Les plantes des pieds devant être posées de toute leur longueur sur le sol, de même que les orteils. Sentez bien les plantes des pieds posées à plat sur le sol, et leur prolongement par les orteils. C'est un peu comme si vous étiez chaussé de skis.

Lorsque vous aurez acquis une image claire et précise de la ligne horizontale formée par les plantes des pieds sur le sol, opposez, avec les plantes des pieds, une résistance horizontale vers l'avant (cf. illustration), mais sans pour autant déplacer les pieds. Veillez à ce que les pieds ne glissent pas sur le sol. Pour les en empêcher, placez dessous du caoutchouc en mousse. Comment le corps réagit-il à cette impulsion ciblée ?

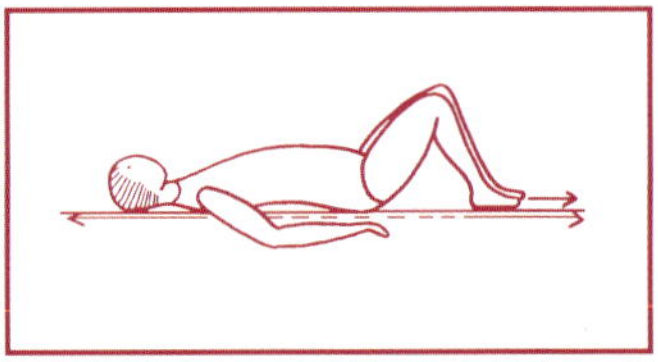

Arrêtez ici votre lecture et effectuez plusieurs fois l'exercice. Quels effets a-t-il produit dans le corps ? Comment l'image globale du corps s'est-elle modifiée ? Ne lisez la réponse qu'après avoir effectué l'exercice, ne vous contentez pas d'une simple imitation des effets mentionnés ci-après. Avez-vous senti des résistances, des blocages musculaires ? À quels endroits du corps y avait-il des tensions suffisamment fortes pour entraver le transport de l'impulsion que vous venez de donner parallèlement au sol avec les plantes des pieds ?

Cette impulsion précise est censée se communiquer, en direction opposée, aux muscles du squelette de part et d'autre de la colonne vertébrale, et cela jusqu'à la région occipitale. C'est à ce mouvement réflexe, de caractère ondulatoire, que l'eutonie a donné le nom de *transport.* Il est le résultat de la rencontre de deux forces antagoniques, à savoir la force *extérieure* (force de gravité, sol) et la force *propre* à la masse corporelle. Le transport est réalisé lorsque la force ainsi déclenchée se communique à l'ensemble de la masse corporelle. Au début, vous aurez certainement du mal à ne pas tendre les muscles sollicités par les mouvements de résistance. Mais sachez que les tensions constituent une entrave au libre déploiement du transport. C'est pourquoi il convient de garder souples les muscles du ventre et ceux de la cavité buccale.

b) Résistance en oblique

Allongez-vous sur le dos, jambes tirées vers vous, pieds posés à plat sur le sol, de telle sorte que les mollets forment un angle de 45° avec le sol (cf. illustration page suivante). Puis exercez une résistance contre le sol, en oblique vers l'avant.

Comment le corps réagit-il à cette impulsion particulière ? Pratiquez l'exercice plutôt que de lire la réponse par avance. Ne vous contentez pas d'imiter des effets supposés ! Faites des essais, jusqu'à ce que le corps ait compris l'exercice, et ne mettez pas votre intelligence sous tutelle.

En fait, cette sorte de résistance provoque un soulèvement du bassin. Le bas de la colonne vertébrale se soulève, vertèbre après vertèbre, jusqu'à ce qu'une pression plus importante s'exerce sur les ver-

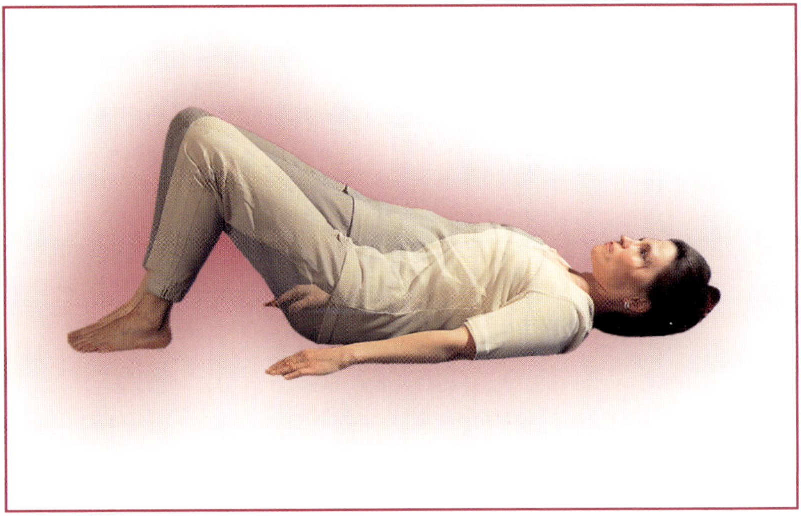

tèbres entre les bords inférieurs des omoplates (cf. illustration). La nuque est ainsi étirée, tandis que le menton rentre un peu et pointe légèrement vers le sternum.

c) *Résistance verticale*

À présent, exercez une résistance verticale en direction du sol, toujours avec les plantes des pieds. Essayez là aussi d'effectuer l'exercice avant de lire les explications ci-après. Le dos, en fait, se soulève telle une planche, et il restera dans cette position le temps que la charge pesant sur les plantes des pieds, l'arrondi des épaules, le cou et la région occipitale se répartisse dans le reste du corps. Lorsque vous abaisserez le corps au sol, ayez soin de le faire très progressivement, vertèbre après vertèbre.

Ces trois modalités de résistance, à savoir horizontale, en oblique et verticale, peuvent être effectuées en modulant la pression exercée par les plantes des pieds, c'est-à-dire en posant les mollets sur le sol de telle sorte que leur angle avec le corps change à chaque fois, l'objectif final étant de réaliser le transport dans toutes les vertèbres.

3. Objet et utilité des exercices de résistance

Les exercices de résistance au sol ont pour but :
➠ La réalisation du transport.
➠ La vitalisation de la colonne vertébrale, donc aussi la régénération de la colonne vertébrale et des disques intervertébraux.

C'est pourquoi les exercices de résistance au sol sont tout particulièrement indiqués en cas de lésions du dos, notamment de disques intervertébraux. Ils permettent de surcroît de corriger certaines déformations. Lorsque les exercices sont effectués correctement, ils sont sans danger.

4. Résistances exercées à partir de différents endroits du corps

a) À partir du sacrum

Au fait, savez-vous situer votre sacrum ? Il se trouve entre la cinquième vertèbre lombaire et le coccyx, et s'articule avec les os iliaques (cf. planche p. 35). Palpez votre sacrum. Pour les exercices suivants, il est en effet important que vous sachiez le situer avec précision.

Allongez-vous sur le dos, tirez les jambes vers vous, les plantes des pieds devant reposer sur le sol. Puis transférez le poids du sacrum au moyen d'une légère résistance verticale exercée jusque dans le sol. En effectuant ce mouvement, prenez garde à ne pas tendre le ventre, mais laissez-le se déployer à partir du dos et plus précisément être impulsé par deux muscles connus sous le nom de grand psoas et de petit psoas (petit et grand extenseurs du dos). En bougeant le bassin, prêtez attention au transfert indirect du poids du corps au niveau des épaules et des pieds. Puis sentez la ligne verticale du sacrum et transférez le poids du sacrum, d'abord sur l'articulation iliaque droite, ensuite sur l'articulation iliaque gauche. Après quoi, exercez-vous à percevoir à la fois la ligne horizontale et la ligne verticale du sacrum (cf. croquis ci-contre) au moyen de résistances exercées jusque dans le sol, puis reliez les

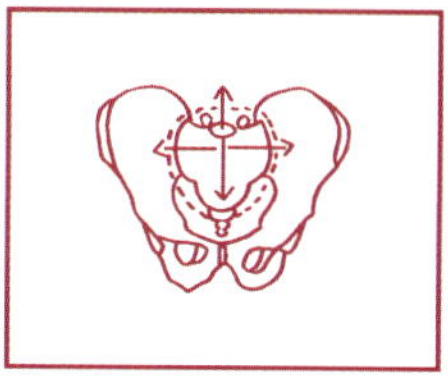

quatre points extérieurs des deux lignes par un mouvement circulaire effectué au moyen de transferts successifs du poids du corps. Faites en sorte que ce mouvement soit fluide, et effectuez-le dans le sens des aiguilles d'une montre, puis dans le sens inverse des aiguilles d'une montre.

Cet exercice a pour effet de dénouer les tensions logées plus spécifiquement dans le sacrum, mais aussi dans la nuque, de stimuler l'irrigation du bas-ventre et de favoriser la liaison du bassin avec le haut et le bas du corps.

b) À partir des épaules et des omoplates

Pour dénouer plus particulièrement les tensions dans les épaules, vous pouvez exercer des résistances contre le sol à partir de cette région du corps. En vue d'acquérir une perception différenciée des omoplates, vous avez le choix entre les explorer l'une après l'autre avec la conscience et bouger les bras l'un après l'autre en observant chaque fois le mouvement de l'omoplate contre le sol.

Pratiquez les mouvements de résistance, soit les jambes en extension complète sur le sol, soit tirées vers vous de telle sorte que les plantes des pieds reposent sur le sol. Exercez une résistance simultanée des deux omoplates jusque dans le sol, en veillant à ne tendre ni le ventre, ni les articulations des maxillaires, ni la cavité buccale, puis essayez d'enfoncer seulement l'omoplate droite dans le sol, et comparez votre sensation des deux omoplates. Avez-vous une perception plus nette de l'omoplate avec laquelle vous avez effectué le mouvement de résistance ? Avez-vous également la perception de l'autre omoplate ? Lorsque vous aurez réussi à effectuer ce mouvement de résistance séparément avec l'omoplate droite et avec l'omoplate gauche, pratiquez l'exercice en alternance avec l'omoplate droite et l'omoplate gauche. Veillez à garder le sacrum et les omoplates exempts de toute tension.

Enfin, allongez-vous sur le dos, jambes en extension complète, tirez les genoux vers vous de telle sorte que les plantes des pieds se touchent, et veillez à garder souples les faces extérieures des cuisses. Ce mouvement a pour effet de plaquer le sacrum contre le sol. À partir de cette position, transférez le poids du sacrum comme dans l'exercice « À partir du sacrum » (p. 65).

Les résistances exercées jusque dans le sol augmentent le tonus de l'organisme en totalité, mais l'impulsion de tels mouvements doit toujours provenir d'un endroit du corps préalablement déterminé.

c) À partir du pubis

Allongez-vous sur le ventre, placez les bras le long du corps, paumes dirigées vers le haut, et penchez la tête, vers la gauche ou vers la droite. Ensuite, sentez bien la surface de contact du corps avec le sol, de même que l'élongation passive de la face antérieure du corps. Comment vivez-vous ce mouvement d'étirement de la nuque dans le cou, l'arrondi des épaules, les clavicules et le sternum ? Puis tournez doucement la tête vers l'autre côté. Votre perception des deux côtés de la nuque est-elle identique, ou bien différente ? Dans ce dernier cas, pratiquez plus longtemps l'exercice sur le côté le plus tendu de la nuque.

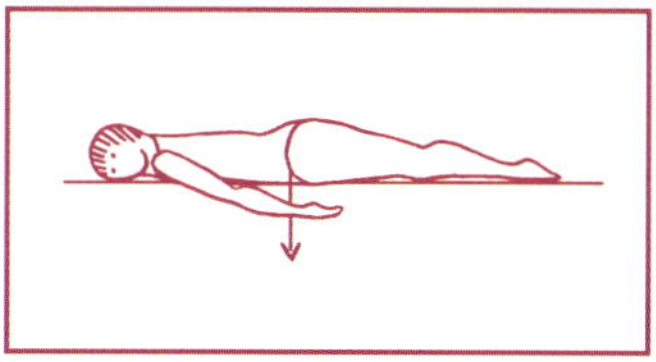

Puis exercez une résistance verticale jusque dans le sol à partir du pubis (cf. illustration) et voyez comment le corps réagit à cette poussée. Les muscles du fessier restent-ils détendus ? La tension active s'exerce-t-elle à partir de la face postérieure du corps ? Si oui, il faut savoir qu'elle doit, au contraire, s'exercer à partir de sa face antérieure. Placez ensuite les mains sur le fessier, paumes dirigées vers le haut, pour vérifier l'état de son tonus. Vous vous apercevrez que ce mouvement de résistance n'a pas tendu les muscles du fessier. En outre, vous vous apercevrez que le corps est légèrement arqué. Cet exercice de résistance à partir du pubis a pour fonction d'activer la face antérieure du corps.

d) À partir de la ligne médiane du corps

La ligne qui relie la pointe inférieure du sternum au pubis, l'eutonie la désigne sous le nom d'« alba » (« blanche »). Son activation a pour objet d'éveiller la perception de la paroi abdominale, de vérifier si la peau du ventre est tendue ou élastique.

Allongé sur le ventre, jambes en extension complète, essayez d'exercer une résistance à partir de cette ligne alba. Si vous y réussissez, cela signifie que vous avez effectivement découvert le milieu vertical de la face antérieure de votre corps. Ensuite, essayez d'exercer une résistance à partir de la paroi abdominale, d'abord à partir du côté droit puis à partir du côté gauche. Si vous avez effectivement la perception des deux côtés du ventre, cela ne présentera aucune difficulté.
Pour finir, exercez encore une fois une résistance à partir du pubis et voyez si ses répercussions diffèrent par rapport à tout à l'heure. Enfin, étirez-vous à fond, d'abord allongé sur le ventre, puis sur le dos.

e) À partir des mains et des genoux

Mettez-vous à quatre pattes en veillant à ce que les genoux et le corps forment un angle de 90°. Exercez une résistance en oblique, simultanément avec les mains et les genoux, vers l'avant et vers l'arrière respectivement (cf. illustration). Cette résistance doit être un peu plus forte pour les mains que pour les genoux. La force de résistance de l'un et l'autre genou monte de part et d'autre du col du fémur, puis dans la tête du fémur, puis jusqu'au petit bassin. À la hauteur de la cinquième vertèbre lombaire se fait la jonction entre les lignes formées par la résistance des genoux et celles formées par la résistance des mains (cf. illustration).

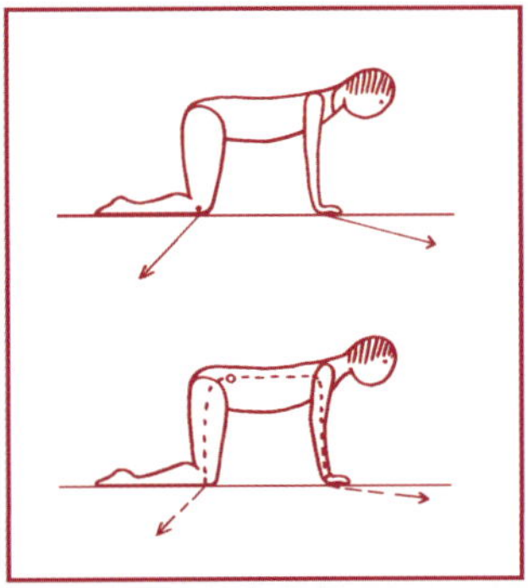

5. Exercices de résistance contre un mur

Les exercices de résistance peuvent également s'effectuer jusque dans un mur. Les répercussions sur le dos dépendent évidemment de la direction dans laquelle s'exerce la résistance. Les genoux et l'articulation des pieds doivent former un angle de 90° avec le corps.

Commencez par exercer une résistance horizontale jusque dans le mur, à partir des mollets (cf. illustration page suivante). Ce mouve-

ment a pour effet de soulever le dos et d'étirer l'ensemble du corps, des pieds jusqu'à la région occipitale.
Ensuite, à partir de la même position du corps, exercez avec les pieds une résistance en oblique jusque dans le mur, de 45° vers le bas (cf. illustration). Ce mouvement a pour effet de soulever d'abord le bassin. Les vertèbres se soulèvent l'une après l'autre, et cela jusqu'au bord inférieur des omoplates. Vous ne glisserez pas, quand bien même le corps se tend sous l'effet de cette résistance exercée par les pieds.

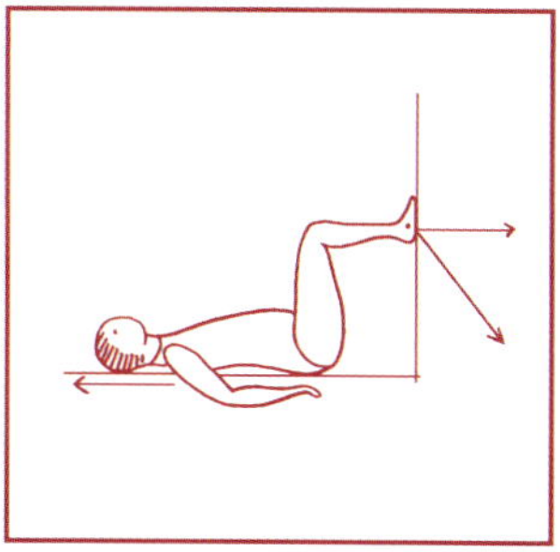

Puis continuez de pratiquer des résistances jusque dans le mur, mais en changeant chaque fois l'angle de résistance des pieds. Ces différents exercices augmentent eux aussi la souplesse et la perméabilité de la colonne vertébrale.

6. Activation de la force du bassin

Voici à présent quelques exercices d'activation de la force du bassin à effectuer suivant différentes positions.

a) Position à genoux

Asseyez-vous sur les talons, penchez le corps en avant à partir de l'aine et posez, sur le sol, les avant-bras et les mains, paumes dirigées vers le bas (cf. illustration). Déterminez ensuite la direction de la résistance que vous voulez exercer dans le sol, dont l'impulsion doit ici provenir des avant-bras et des mains. Une fois la résistance exercée, observez-en les répercussions dans le corps.
Comment le corps a-t-il vécu cet étirement ? Comment le mouvement s'est-il déployé dans le corps ?

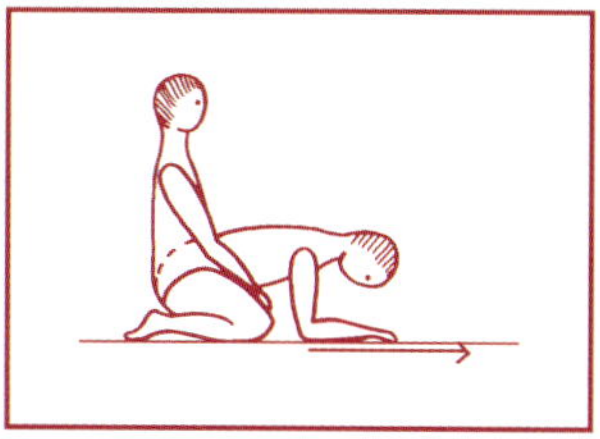

Après quoi déterminez d'autres directions pour la résistance des mains et pratiquez-les en prêtant chaque fois attention aux répercussions en différentes parties du corps.

En fait, quelle que soit la direction que vous aurez choisie, le trajet de l'impulsion reste le même. Elle monte de la main dans le bras, puis gagne l'articulation de l'épaule, descend dans le dos jusqu'au petit bassin, et plus précisément jusqu'à la cinquième vertèbre lombaire, puis dans l'articulation de la hanche, et finalement dans le genou. Vous pouvez également effectuer l'exercice en exerçant une résistance en oblique avec un seul bras. Sans doute remarquerez-vous que le transport de la force se réalise alors par le « milieu du corps », bien que l'impulsion ait été exercée en oblique.

b) Position sur le côté

Il serait vraiment regrettable de laisser pour compte les flancs, ce qu'on n'a que trop tendance à faire.

Allongez-vous sur le côté droit, tirez les genoux vers vous et placez les mains devant le corps. Puis sentez le grand trochanter (cf. planche p. 35). Les personnes peu enveloppées n'auront certainement aucune difficulté à le repérer. Si cette position du corps se révélait trop douloureuse, placez sous la hanche un morceau de caoutchouc Mousse. Une fois que vous avez situé le grand trochanter, exercez, à partir de cet endroit, une légère pression horizontale au-dessus du sol, en direction des talons. Variez plusieurs fois l'angle de l'impulsion (cf. illustration), mais en en ayant chaque fois une image précise, parce que pour les mouvements de résistance, la justesse est un facteur absolument essentiel. Ces mouvements impulsés par le trochanter déplient le corps tout entier, voire soulèvent légèrement bras et jambes.

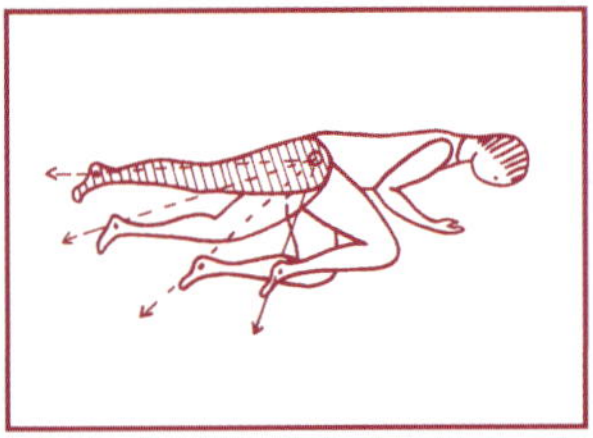

Exercez ensuite des résistances horizontales vers l'arrière, et constatez-en les répercussions sur le corps. Ne lisez pas tout de suite la réponse. En fait, cette résistance particulière vous fait basculer, jambes dépliées, soit sur le dos, soit sur le ventre. De tels exercices, il faut le reconnaître, sont loin d'être simples. Pour pouvoir les exécuter calmement et en toute conscience, il faudra sans doute vous armer d'un peu de patience.

c) Position debout

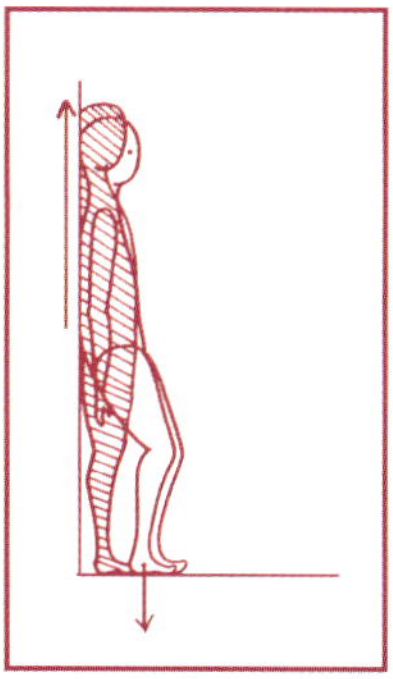

Placez-vous contre un mur. Appuyez le dos fermement contre le mur, genoux légèrement fléchis (cf. illustration). Sentez les différents points de contact du dos avec le mur. De même, sentez les pieds fermement posés sur le sol. Puis, à partir des plantes des pieds, exercez une résistance verticale jusque dans le sol. Dans ce mouvement, le sacrum, l'arrière du bassin et le dos doivent rester en contact avec le mur. Le corps sera poussé vers le haut et se redressera complètement. Les pieds sont évidemment à poser près du mur, mais pas trop près quand même. Sentez-vous à présent davantage toute la face postérieure du corps, c'est-à-dire des pieds à la tête?

7. Exercices de résistance à deux

La sensation du milieu du corps étant acquise, vous pourriez trouver amusant de les effectuer avec un partenaire. L'eutonie, en fait, propose d'innombrables exercices de résistance de ce type. Il est cependant essentiel que l'autre partenaire maîtrise également les techniques de contact et de perception profonde décrites dans les chapitres précédents.

a) Premier exercice

Les deux partenaires s'allongent sur le dos, l'un en face de l'autre, leurs plantes des pieds se touchant, les pieds de chacun devant former un angle de 90° avec son corps (cf. illustration). Ils exerceront d'entrée de jeu une forte résistance l'un contre l'autre, si bien qu'à un moment donné celle-ci s'exercera avec plus de force chez l'un des partenaires, ce qui pliera les jambes de l'un et dépliera celles de l'autre. L'exercice se pratiquera de cette manière jusqu'à ce qu'il coule pour ainsi dire de source pour l'un et l'autre partenaire. Ensuite, il conviendra

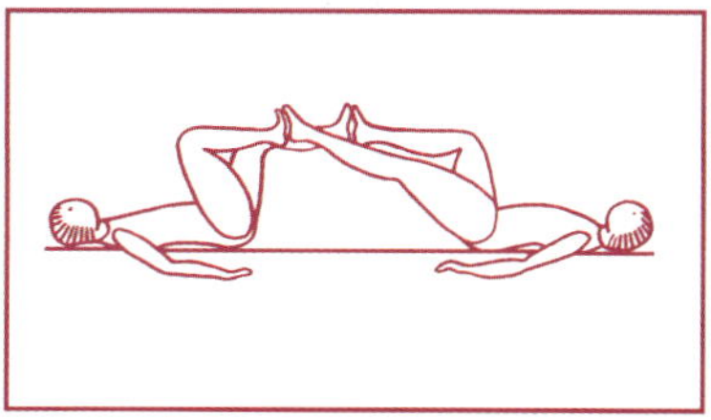

d'en modifier quelque peu le déroulement, c'est-à-dire que chacun exerce une plus forte résistance avec l'une ou l'autre jambe. Cela compliquera évidemment un peu leur jeu, mais ils veilleront à effectuer autant que possible des mouvements symétriques.

b) Deuxième exercice

La position de départ est la même que pour l'exercice précédent.

Pour commencer les deux partenaires exercent simultanément une résistance verticale, de force égale, en direction des orteils (cf. illustration). Il convient que chacun veille à préserver le contact avec l'autre de toute la surface de ses plantes de pieds. Cette résistance réciproque aura pour effet de soulever les deux corps et d'en faire reposer le poids sur les épaules (cf. illustration). Puis l'un et l'autre se remettront doucement en position de départ, et chacun exercera de nouveau de la résistance à l'autre par la plante des pieds.

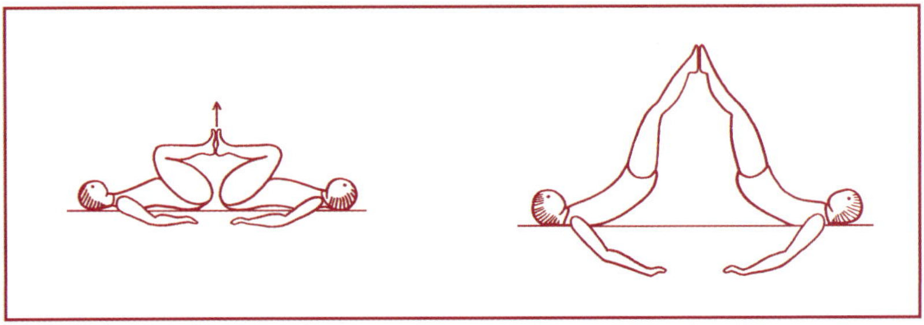

c) Troisième exercice

À présent, les deux partenaires se mettent à genoux l'un en face de l'autre, le contact entre eux se faisant cette fois par les paumes des mains (cf. illustration page suivante). Chacun vérifiera si ce contact est effectif ou non pour lui-même. Dès qu'il le sera pour l'un et l'autre, le jeu de résistance pourra commencer. Cet exercice particulier, je l'ai intitulé « improvisation des mouvements », mais en réalité il ne se limite pas à cela. Il permet en effet à chaque partenaire de mieux se connaître et de mieux connaître l'autre. Il leur est demandé de ne faire aucun commentaire pendant ce jeu de mouvements (ils auront tout loisir de partager leurs impressions plus tard). Cet exercice peut également s'effectuer en position assise ou debout, ou bien en marchant. Les deux partenaires peuvent aussi combiner ces différentes positions, c'est-à-dire tour à tour se lever, s'asseoir et s'agenouiller.

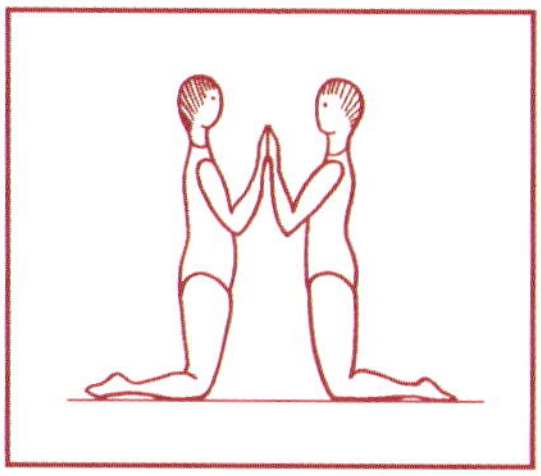

Il va de soi qu'aucun des deux partenaires ne doit envisager des exercices de ce type en tant que moyen de mesurer sa force, mais toujours y voir un moyen de s'adapter à l'autre.

d) Quatrième exercice

À présent, l'un et l'autre partenaire se placent dos contre dos bras entrelacés (cf. illustration). Le point de contact entre eux est ici la région du sacrum. Ils feront les mouvements ensemble, conquerront l'espace ensemble. Si l'un n'offre plus de résistance et que l'autre ait envie de le porter, il peut le hisser sur son dos en recourant à la force de la ligne médiane de son corps (cf. illustration). S'il en a envie, il peut même le secouer – avec prudence.

Un tel jeu requiert évidemment du partenaire passif qu'il lâche vraiment prise et ait confiance, sans quoi il serait trop lourd à porter et l'exercice perdrait tout son sens. Quant au partenaire actif, en chargeant sur son dos le partenaire passif, il veillera à ce que ses propres omoplates viennent à la même hauteur que celles de son partenaire, voire un peu plus haut.

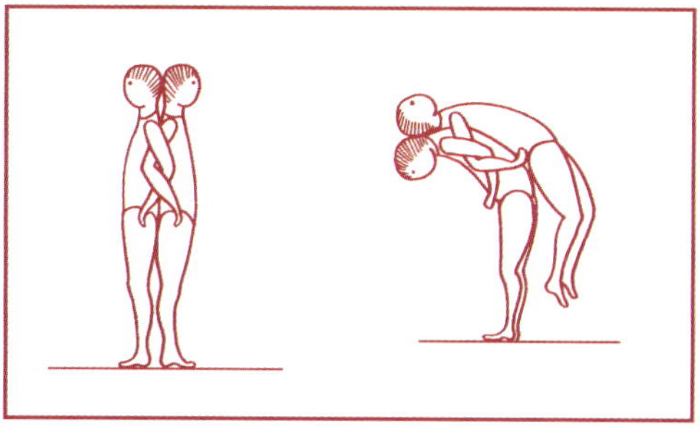

Après que chaque partenaire a porté et secoué l'autre, ils reprendront l'exercice de résistance en position dos contre dos. Probablement la conscience de la région sacrale de l'un et l'autre se sera-t-elle intensifiée entre-temps.

e) Quelques variantes

Les deux partenaires peuvent également effectuer l'exercice en se plaçant épaule contre épaule. Comme pour les exercices précédents, les mouvements de résistance commenceront après ajustement mutuel. Après quoi, chacun variera plusieurs fois la force de résistance qu'il opposera à l'autre.

Il est également possible d'effectuer ces exercices de contact et de résistance d'une manière plus tranquille. Pour ce faire, les deux partenaires s'assoient en position de tailleur dos contre dos. J'ai intitulé cet exercice « conversation de dos à dos » parce que son objet est la communication mutuelle au moyen d'impulsions d'intensité variable, c'est-à-dire de pressions légères ou plus appuyées du dos de l'un contre le dos de l'autre.

CHAPITRE V

Le maintien juste du corps

1. Considérations d'ordre général

Un maintien juste du corps ne peut s'établir à coups d'injonctions venues du dehors. Par exemple, quelqu'un qui a pris l'habitude de se tenir courbé, s'il entend un proche lui dire : « Tiens-toi droit ! » il se redressera, bien sûr, mais ne tardera pas à revenir à ses anciennes habitudes. Un maintien juste du corps, pour pouvoir durer, est nécessairement le résultat d'un travail accompli sur les contractions musculaires. Il faut se rappeler que toute attitude physique dénote un état d'esprit. Ainsi une personne qui se tient droite a forcément une meilleure image d'elle-même qu'une personne qui se tient voûtée. Mais il y a en plus interaction du physique et du psychique, autrement dit, s'il est vrai qu'une mauvaise attitude physique dénote un état d'esprit, elle exerce à son tour une influence préjudiciable sur le physique.

Les réflexes intervenant dans la station debout sont fonction de l'équilibre de la tension musculaire et de la répartition du poids du corps. Une musculature égalisée est un facteur essentiel pour le maintien correct du corps, tandis qu'une juste répartition du poids du corps est le facteur principal d'une pleine réalisation de ce que l'eutonie désigne sous le terme de transport.

2. La station debout

Dans la station debout, le poids du corps doit être réparti avec égalité sur les jambes. De plus, il convient de placer les pieds parallèlement l'un à l'autre et à environ 10 cm l'un de l'autre. Certains m'objecteront peut-être qu'une telle position des pieds leur est impossible, que leurs pieds en se posant se dirigent d'eux-mêmes vers l'extérieur, et que de les poser comme recommandé ci-dessus leur donne l'impression d'être penchés, de se tenir de travers ! Si leur habitude remonte à plusieurs décennies, il n'y a là rien de surprenant, c'est même inévitable.

Mais pourquoi importe-t-il tant que les pieds soient parallèles l'un à l'autre dans la station debout ?

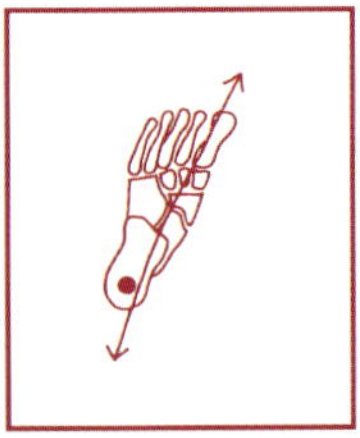

Essayez de le comprendre par vous-même, et pour cela placez les pieds parallèlement sur le sol, puis observez la façon dont le poids du corps est ainsi réparti. Le poids du corps ne doit en fait jamais reposer sur les bords extérieurs des pieds, mais toujours sur leurs faces intérieures. La ligne de chargement doit aller de la face intérieure du gros orteil jusqu'à la face intérieure du calcanéum.

Examinez le croquis ci-contre, parce qu'il vous indique clairement le trajet du transport dans l'ossature du pied. À partir du pied le transport monte dans la jambe, puis jusqu'au col et la tête du fémur, puis dans la cavité glénoïdale, donc dans l'articulation de la hanche, et enfin par le petit bassin jusqu'à la cinquième vertèbre lombaire. À partir de la cinquième vertèbre lombaire, le transport emprunte la colonne vertébrale et monte jusqu'à la vertèbre atlas qui supporte la tête. Lorsque les muscles des épaules et de la poitrine sont exempts de contractions, les bras pendent, parfaitement détendus, de part et d'autre du corps, le long de la ligne médiane du fémur. Nous retrouvons ici le principe que nous avions déjà rencontré dans les exercices de résistance (cf. p. 61). Le principe du mouvement selon l'eutonie nous apprend qu'être debout signifie offrir de la résistance au sol[1].

1. Avant de poursuivre votre lecture, étudiez encore une fois la planche représentant le squelette (p. 35).

3. Les transferts du poids du corps

Maintenant que vous connaissez les différents facteurs concourant à un maintien juste du corps dans la station debout, nous aborderons les transferts du poids du corps.

Je vous inviterai donc à pratiquer l'exercice suivant, consistant à déplacer légèrement le poids du corps sur l'avant du pied droit ou gauche. Vous pourrez observer de la sorte que l'articulation de ce pied se plie légèrement sous l'effet du mouvement. Puis faites revenir le pied dans la position médiane. Ce faisant, veillez à ce que toute la plante du pied touche le sol. Transférez ensuite le poids du corps sur les talons, ou bien sur le bord intérieur du pied droit ou gauche, tout en gardant le corps bien droit, de la tête à l'articulation du pied.

Veillez à effectuer correctement cette succession de mouvements. S'il se produit une cassure au niveau de l'épaule ou de la tête, cela signifie que vous n'avez pas encore vraiment saisi les notions de transport et de milieu du corps. Il faut coûte que coûte acquérir la perception du milieu de son corps, sans quoi il ne peut y avoir de mouvements libres et détendus.

C'est pourquoi il faut vous exercer à l'acquérir avant de passer aux exercices relatifs à la marche.

4. La marche

L'eutonie distingue trois façons de marcher, à savoir :

- Une jambe penchée en avant.
- En exerçant de la résistance.
- En combinant les deux modes précédents.

a) Marcher une jambe penchée en avant

Cette façon de marcher requiert la détente. Cette détente étant réalisée, transférez le poids du corps sur un pied, et plus précisément sur l'avant de ce pied. Pour ce faire, veillez à n'en mouvoir que l'articulation. Le poids du corps se déplacera donc sur ce pied, sera supporté par lui, tandis que l'autre jambe, penchée en avant, demeurera souple (cf. illustration page suivante).

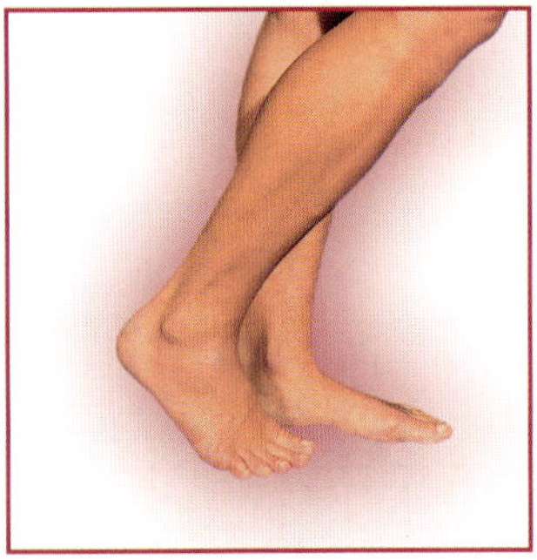

Transférer sans cesse le poids du corps sur un pied puis sur l'autre permet une marche fluide, qui en fait requiert le moins d'énergie possible.

Dans cette façon de marcher, l'allure du pas est fonction de l'angle formé par le mollet et le pied. L'économie d'énergie ainsi réalisée s'explique par le fait que la force motrice y est le transfert incessant du poids du corps d'une jambe sur l'autre.

b) Marcher en exerçant de la résistance

Dans cette deuxième façon de marcher, il faut également veiller à maintenir le corps droit, c'est-à-dire dans une position qui permette au transport de s'effectuer librement.

À présent, exercez une résistance avec un pied, vers l'arrière et légèrement en oblique. Cette résistance particulière a pour effet de porter le corps en avant et de solliciter le concours de l'autre pied. Celui-ci, qui est détendu et penché, doit se poser sur le sol par le talon, la plante ne devant se dérouler qu'après. Puis le talon se soulève et pour ainsi dire repousse le sol sous lui.

Le mouvement de résistance du pied a pour effet d'intensifier l'étirement de la jambe, si bien que cette façon de marcher peut être considérée comme plus active que la première.

c) Marche combinée

Elle est fortement recommandée, pour la simple raison qu'elle rend la marche encore plus légère que les deux autres. En marchant il est préférable d'éviter tout effort inutile, même lorsque le pas s'accélère, c'est-à-dire qu'on se met à courir. Et comme pour n'importe quel autre mouvement physique, veillez à ne pas créer de tensions musculaires en d'autres régions du corps.

C'est pourquoi, il faut prêter attention aux mains, à la langue, aux maxillaires, à la région abdominale, etc. Autrement dit, aux parties du corps où les tensions ont le plus tendance à se loger.

Vous pourriez profiter de vos promenades pour essayer ces trois façons de marcher, et ainsi déterminer par vous-même laquelle d'entre elles se prête le mieux en différentes circonstances.

5. La position assise

a) Le confort dans la position assise

Nombreux sont ceux qui restent assis des heures entières chaque jour. Or très peu de chaises permettent un maintien correct du corps dans la position assise, pas même les chaises prétendument confortables. Encore faut-il s'entendre sur le terme de « confort », très peu de personnes sachant au juste ce qu'est le véritable confort. Si possible, évitez les chaises à dossier incliné, car elles encouragent le dos à s'étaler dessus. Mais sachez tout de même qu'il n'est pas impossible de *rester correctement assis sur une chaise qui apparemment ne le permet pas.* Pour cela, il suffit de savoir situer l'os sur lequel il est recommandé de s'asseoir, à savoir les ischions, et plus précisément la tubérosité des ischions. S'asseoir sur les ischions est la première condition, et la condition essentielle, pour un maintien juste du corps en position assise. L'on peut aussi transférer le poids du corps légèrement vers l'avant. Dans l'une et l'autre position, l'axe médian du corps dispose ainsi d'un peu de jeu à l'avant. Autrement dit, l'une et l'autre position du corps permettent de faire jouer la mobilité de l'articulation de la hanche et donc d'éviter que le dos s'affaisse et se voûte.

Lorsque le poids du corps repose sur la tubérosité des ischions, l'aine et le bassin peuvent rester ouverts. De même, la liaison entre l'aine et le bassin n'est alors pas rétrécie, de sorte que l'irrigation des jambes se fait normalement et que la colonne vertébrale reste souple et droite. Ce qui à son tour libère et détend les épaules, qui n'ont donc pas besoin de trouver des positions de compensation, lesquelles engendreraient nécessairement des contractions. Enfin, lorsque la colonne vertébrale repose sur la tubérosité des ischions, l'irrigation des bras et des jambes en est considérablement améliorée. De même, la vertèbre atlas peut alors librement supporter la tête, parce qu'elle se situe bien dans l'axe de la colonne vertébrale. Dans la position assise juste, la tête est supportée par la vertèbre atlas, et non pas penchée en avant, c'est-à-dire dans une position qui entraîne une sorte de clivage avec le corps. Il est à regretter que cette position incorrecte de la tête soit tellement répandue de nos jours, dans la mesure où elle est à l'origine de bon nombre d'affections.

Matthias Alexander, l'inventeur de la technique corporelle portant son nom[(2)], a mis au point une méthode de maintien de la tête. Une position incorrecte de la tête, dit-il, augmente de quatre-vingts pour cent la charge qui pèse normalement sur la colonne vertébrale, si bien que quelques années d'un tel maintien provoquent, entre autres, des déplacements de vertèbres. De plus, comme la tête est le principal siège des centres moteurs, si son irrigation se trouve entravée, les répercussions sont faciles à deviner. Matthias Alexander, qui exerçait le métier d'acteur, prit conscience que sa fâcheuse habitude de tenir sa tête avait eu des effets désastreux sur ses cordes vocales. Il est vrai qu'une voix ne peut se déployer pleinement que s'il y a maintien juste du corps.

Mais revenons un instant au rôle capital joué par les ischions. On pourrait les comparer à une chaise continuellement disponible. Encore faut-il ne pas oublier leur existence ! Les ischions sont à notre disposition chaque fois que nous avons besoin de nous asseoir, que ce soit sur une chaise, sur un banc, à même le sol, etc. Mais en vous asseyant, veillez aussi à poser les pieds à plat sur le sol et à ce que le haut du corps et les cuisses forment un angle de 90°, ainsi que les cuisses et les mollets.

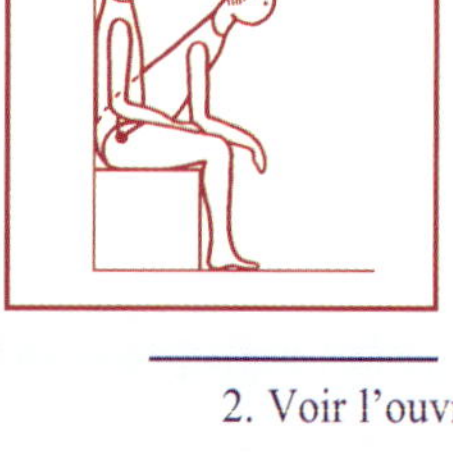

b) Quelques recommandations

À présent, examinez attentivement l'illustration ci-contre qui vous indique comment vous pencher en avant dans la position assise, à savoir en vous servant de l'articulation de la hanche. Cela permet à la tête de

2. Voir l'ouvrage de Pedro de Alcantara : *La Technique Alexander* (Dangles ; 1997).

rester libre et ouverte, de même qu'au haut du corps, et cela de l'articulation de la hanche jusqu'à la région des épaules.

Des vertèbres lombaires incurvées gênent la mobilité du diaphragme, donc entravent également la respiration. Si vous devez rester assis un certain temps, par exemple parce que vous assistez à un concert ou à une conférence, ou parce que vous vous trouvez à la faculté ou au bureau, et que vous vous aperceviez après seulement quelques minutes que votre corps s'affaisse déjà, il convient d'activer le transport.

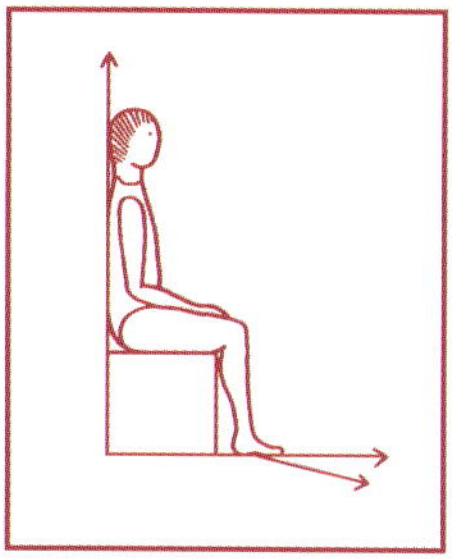

Pour cela, recourez à la force de résistance, exercez une légère poussée avec les jambes en direction du sol. Effectuez-la en oblique, avec les deux jambes simultanément (cf. illustration).

Vous sentirez le transport gagner les ischions, via les jambes, mais aussi les muscles du fessier se contracter légèrement sous l'effet du transport. Cette technique produit une double réaction dans le corps : d'une part elle étire toute la colonne vertébrale, d'autre part elle permet à la vertèbre atlas de librement supporter la tête.

De même, si après être resté assis un certain temps vous sentez le besoin d'un soutènement, rappelez-vous que vous disposez de deux soutènements :

- Le sacrum d'une part.
- La cinquième vertèbre lombaire d'autre part (entre le bord supérieur du bassin et les côtes inférieures).

Cette région du corps vous fournit en quelque sorte un dos de chaise naturel.

c) Position à éviter

Lorsque vous vous asseyez sur une chaise, veillez à ne pas prendre appui à l'arrière de la tubérosité des ischions, sinon le dos de la chaise exercera une pression contre les épaules ! Après quelques années d'une telle position, vous pouvez être sûr des effets désastreux suivants :

- Déplacements de vertèbres.
- Mauvaise irrigation des mains et des pieds.

- Capacité respiratoire réduite.
- Tensions dans le ventre et les intestins, donc aussi troubles digestifs.
- Moindre faculté de concentration à cause d'une mauvaise irrigation de la tête.

Ces quelques exemples devraient vous inciter sans tarder à prêter davantage attention au corps en position assise.

d) Se mettre debout

Pour vous mettre debout, exercez une résistance avec les pieds jusque dans le sol, en oblique vers l'arrière (cf. illustration).

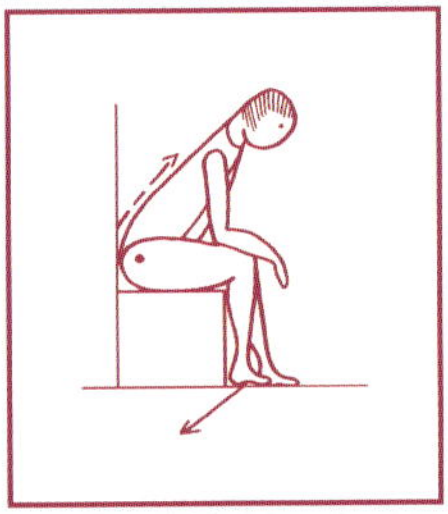

Cette façon de procéder vous fait économiser de l'énergie. Le corps glissera pour ainsi dire en avant sur la chaise et se pliera dans la région de l'aine. Sans compter que se lever de cette façon-là est plus commode. Vous pouvez également vous lever un pied placé quelque peu en arrière de l'autre, au lieu de les poser parallèlement sur le sol. Votre surface d'équilibre s'en trouvera augmentée et vous y gagnerez en mobilité. Mais le fait de se lever en exerçant de la résistance contre le sol présente un troisième avantage, celui de ne solliciter ni le ventre ni le thorax, de sorte que la respiration s'effectuera librement.

e) Se rasseoir

Pour vous rasseoir, procédez de la manière inverse : pliez quelque peu le haut du corps vers l'avant, à partir de l'aine, puis exercez une résistance avec les pieds en direction du sol, légèrement en oblique vers l'arrière. Enfin, vous pouvez bien sûr également vous aider de vos mains pour vous asseoir, comme pour vous relever.

En veillant à maintenir le corps dans une position juste, que ce soit dans la station debout ou assise, ou en marchant, vous économiserez beaucoup d'énergie, soyez-en certain.

CHAPITRE VI

Exercices liés à certaines fonctions physiques

A. La respiration

Peut-être certains se sont-ils déjà étonnés de ce que la question de la respiration n'ait pas encore été abordée. À vrai dire, l'eutonie ne considère pas la respiration comme un sujet à part, mais comme faisant partie intégrante des exercices. N'entendez pas par là que l'eutonie recommande de respirer en rythme avec eux, mais que les exercices qu'elle propose ont obligatoirement une répercussion sur la respiration : soit ils la ralentissent, soit ils la stimulent.

Observez à présent votre façon de respirer, mais sans chercher à la contrôler. La respiration est sollicitée pour trois raisons, à savoir :

- Le manque d'oxygène.
- Le mouvement.
- Les muscles qui se dénouent.

1. Critères d'un mode respiratoire correct

Un mode respiratoire juste, c'est-à-dire une respiration se faisant librement et capable de se moduler en fonction des besoins, requiert une musculature souple et élastique : une poitrine et des côtes détendues, un diaphragme élastique, de même qu'un ventre et un bassin élastiques. Or c'est une exigence pour bon nombre d'exercices de l'eutonie. Pour l'eutonie, la façon d'exercer une influence sur la respiration, bien que de façon indirecte, est la technique de l'étirement. En vous étirant, *prêtez tout particulièrement attention* à l'élongation des doigts et des talons (notamment du tendon d'Achille).

Mettez-vous en position assise, puis debout, puis couchée et constatez combien un étirement léger du talon, mais effectué avec une intense concentration, approfondit la respiration. Pratiquez cet exercice plusieurs fois de suite. De même, pratiquez des exercices d'étirement et de lâcher-prise en étant attentif à votre respiration. L'expérience ainsi acquise, mettez-la ensuite en application dans la marche. Détendez le tendon d'Achille du pied qui va se poser sur le sol, puis posez ce pied par son talon. De cette façon, il se posera bien à plat sur le sol et la plante du pied exercera une résistance contre le sol.

D'une façon générale, l'on peut dire que des mouvements libres et détendus favorisent un mode respiratoire naturel. Par « libre » et « détendu » il faut entendre des mouvements indemnes de toute contraction réductrice. Un tonus musculaire équilibré ainsi que des positions du corps caractérisées par l'ouverture et la détente sont des facteurs permettant à la respiration de remplir sa fonction de façon optimale, et à vous-même d'élargir le champ de vos perceptions et d'avoir un esprit souple en toutes circonstances.

2. Une respiration entravée

Il vous est très certainement arrivé de constater que vous ne respiriez pas correctement, que parfois vous vous reteniez même de respirer, sans en connaître forcément la raison. La peur et la frustration sont en réalité les causes principales d'un tel phénomène.

Des psychologues comme Wilhelm Reich, Alexander Lowen et Fritz Perls ont étudié de près les associations entre la peur, la frustration et une respiration déficiente. Il advient aussi qu'un proche nous communique sa propre inhibition respiratoire. Les enfants, par exemple, ont tendance à imiter les mouvements, les gestes et les habitudes de leurs proches. Mais il faut noter une troisième cause, à savoir une mauvaise hygiène alimentaire. Lorsque la fonction digestive est perturbée, la musculature et la respiration en souffrent par voie de conséquence.

En cas de dysfonctionnement organique, le corps, de par sa flexibilité naturelle, se rééquilibre généralement assez vite. Mais si nous exigeons trop de lui, il commence à nous lancer des signaux d'alarme sous forme de malaises ou de douleurs. Dans ce cas, il faut essayer de décrypter son message. En dissimulant quelque chose d'embarrassant à nous-même, ou à nos proches, nous mentons, et avant tout à nous-même, mais gaspillons aussi nos forces.

De même il est stérile de fuir nos peurs, mieux vaut les regarder en face et chercher à en comprendre les raisons, de même que nous cherchons à comprendre la raison d'un malaise ou d'une douleur physique. C'est là une attitude qui libère de l'énergie.

3. Action des exercices d'eutonie sur la respiration

Les exercices conduisant à une irrigation maximum du corps distribuent le souffle jusque dans la moindre de nos cellules. Sans compter qu'ils accordent une certaine liberté intérieure, de sorte que nous rencontrerons le monde extérieur dans une attitude plus détendue et plus ouverte. Respiration et maintien physique sont eux aussi étroitement liés. Par conséquent, toutes les remarques ou observations relatives à la respiration valent également pour le maintien physique. Ainsi, une respiration déficiente perturbe, au même titre qu'un maintien défectueux du corps, le fonctionnement des organes internes, donc entrave le métabolisme, la fonction de l'intestin et des glandes, ainsi que la circulation sanguine.

Les exercices d'eutonie exercent une action positive sur le fonctionnement de chaque organe séparément, mais aussi sur leur bon fonctionnement à tous, étant donné l'interdépendance qui les caractérise. Ils stimulent les points nerveux – dont il est tant question dans l'acupuncture, l'acupressure et la thérapie neurale – et, par voie de conséquence, exercent une influence bénéfique sur le fonctionnement des organes et d'autres fonctions physiologiques.

B. Veille et sommeil

1. Le système nerveux autonome

La vie est caractérisée par l'alternance constante de l'activité et du repos. Et c'est le système nerveux autonome, ou neurovégétatif, qui est responsable de ce rythme. Celui-ci comporte le sympathique et le parasympathique. Lorsque le sympathique est stimulé, il y a élévation de la tension artérielle, accélération des battements du cœur et du rythme respiratoire, ainsi que dilatation des pupilles. En revanche, lorsque l'activité du parasympathique est dominante, les battements du cœur et le rythme respiratoire ralentissent, et les pupilles se rétrécissent. Par ailleurs, sont stimulés les mouvements musculaires dont il est responsable, mais aussi la sécrétion des sucs gastriques et les organes responsables de l'élimination. Le parasympathique gouverne le métabolisme et la fonction de régénération, tandis que le sympathique, lorsqu'il est stimulé, augmente nos capacités d'action dans les situations de stress et d'urgence.

Un système neurovégétatif sain assure un juste équilibre entre les heures de veille, c'est-à-dire d'activité, et les heures de sommeil ou de repos, c'est-à-dire de régénération. Cet équilibre est rompu chez les insomniaques, de sorte qu'il leur est tout particulièrement recommandé de pratiquer des exercices stimulant le parasympathique.

2. Exercices de stimulation du parasympathique

a) Exercices de base

Pour stimuler le parasympathique, l'eutonie propose des exercices de base au nombre desquels figure la perception du contact du corps avec le support. Il est recommandé de le pratiquer allongé sur le sol, ou sur un lit, et de choisir un support plutôt dur – les matelas en mousse et les édredons ayant l'inconvénient de tendre la musculature. Seul un support dur permet de se détendre à fond et d'avoir l'impression d'être véritablement porté par lui.

À la fin de cet exercice de contact, soulevez légèrement la jambe droite – d'environ 2 ou 3 cm – et sentez son poids. Maintenez-la dans cette position jusqu'à ce qu'elle devienne très très lourde, tellement lourde que vous avez l'impression de ne plus pouvoir la tenir plus longtemps en l'air, et même de ne plus avoir la force suffisante pour diriger son abaissement au sol, de sorte qu'elle retombe d'elle-même sur le support. Pratiquez cet exercice plusieurs fois de suite, en alternance avec la jambe droite et la jambe gauche. La jambe doit s'abaisser doucement au sol, non pas s'écraser sur le support comme une masse.

À chaque reprise de l'exercice, veillez à lâcher prise, et vérifiez si vous n'essayez pas de contrôler le mouvement de la jambe, ne serait-ce qu'un tant soit peu.

b) Quelques variantes

L'eutonie propose un certain nombre de variantes pour cet exercice de base, celle-ci par exemple :

Allongé sur le dos, jambes en extension complète, tirez le genou droit vers vous de quelques centimètres, en veillant à ce que le talon continue à reposer sur le sol. Ensuite, procédez comme pour l'exercice ci-dessus. Prêtez attention aux muscles qui sont sollicités par ce mouvement, mais également à la jambe en train de se soulever. Puis comparez votre sensation des deux jambes. Remarquez-vous une différence de l'une à l'autre ? Ensuite pratiquez une deuxième fois l'exercice, mais en soulevant cette fois le genou gauche. Pour finir, pratiquez l'exercice avec les deux genoux simultanément.

Les femmes enceintes, ou ceux qui ont le dos endommagé, auxquels il n'est donc pas recommandé de s'allonger à plat sur le sol, s'assiéront le dos contre un mur. Dans cette position, il leur sera plus facile de tirer le genou vers eux.

Vous pouvez également pratiquer la variante suivante :

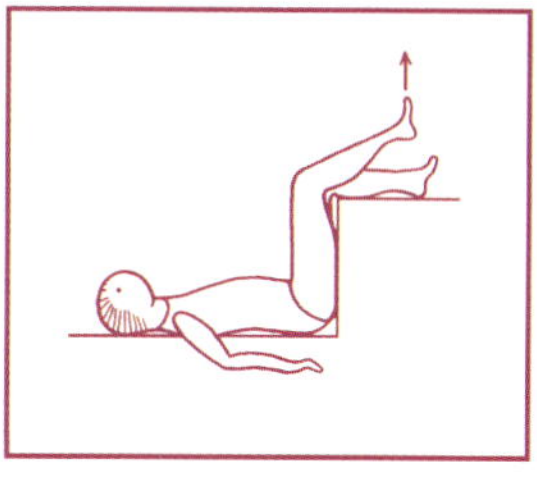

Allongez-vous sur le sol en posant les mollets sur le bord d'un lit ou d'une chaise (cf. illustration). Veillez à ce qu'ils forment un angle droit avec les cuisses. Puis soulevez le mollet droit jusqu'à ce qu'il devienne extrêmement lourd, et procédez ensuite comme pour l'exercice de base décrit ci-dessus. Ici, vous pouvez soit légèrement tirer vers vous le mollet droit et le mollet gauche en alternance, soit soulever les deux mollets simultanément.

c) Exercices passifs

Les exercices passifs effectués avec les épaules et les bras sont tout aussi importants pour stimuler le parasympathique. Mais à ceux qui cherchent plus spécifiquement un prompt endormissement, je conseillerais d'effectuer les exercices passifs plutôt avec les bras et les jambes.

Pour commencer, soulevez l'avant-bras gauche (cf. illustration). Ne l'élevez toutefois pas trop haut, sinon il ne deviendra pas suffisamment lourd, parce qu'il serait ainsi moins soumis à la force de gravité. Élevez-le à différentes hauteurs, en sentant chaque fois la différence de poids.

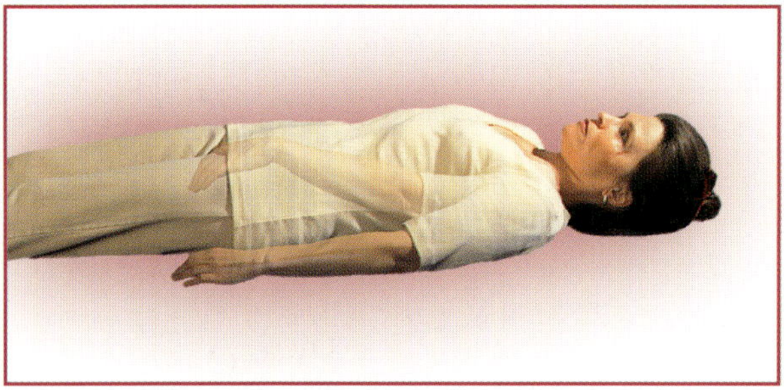

Ensuite pratiquez l'exercice avec le bras droit. Vous pouvez varier le déroulement de cet exercice, non seulement en élevant les bras à différentes hauteurs, mais aussi en en changeant chaque fois la position.

Pendant un sommeil normal le tonus musculaire est moindre, donc les muscles se détendent. Or les exercices de contact du corps avec son support aboutissent au même résultat. Par conséquent, en les effectuant, vérifiez soigneusement le degré de relaxation des bras, du bassin, du tronc, des jambes, du larynx, ainsi que de la cavité buccale. Le meilleur somnifère naturel reste cependant la relaxation des cordes vocales. Celle-ci, il convient de le préciser, exige toutefois un long entraînement. Mais le jour où vous réussirez à les détendre complètement, vous vous endormirez en un clin d'œil. Avec un larynx parfaitement détendu, aucune pensée ne peut encore se lever, car l'on s'endort avant qu'elle ait eu le temps de le faire.

Quatre facteurs concourent à un prompt endormissement, à savoir :

- Des jambes et des bras en état de passivité.
- La perception du poids de son corps.
- La détente du larynx.
- La stimulation du sacrum et de la région occipitale. (Le sacrum et la base du crâne constituant en quelque sorte les contreforts du parasympathique, les exercices d'eutonie effectués avec ces deux régions du corps stimulent eux aussi le nerf de la nuit.)

3. Des exercices pour le réveil

Bon nombre de personnes connaissent le problème inverse, c'est-à-dire ont énormément de mal à se réveiller le matin et à rester en forme dans la journée sans recourir au café ou à d'autres excitants. Si tel est votre cas, pratiquez des étirements dès le réveil. Pour commencer vos journées encore plus en douceur, je vous suggère de pratiquer un quart d'heure de « méditation au lit ».

Pour ce faire, remuez bien les articulations des orteils et des pieds. Ensuite si, jetant un œil sur le réveil, vous vous apercevez que vous disposez encore de dix minutes, employez-les pour effectuer des exercices de sensibilisation de la peau. Sentez son contact avec la couverture, l'oreiller, les draps, la chemise de nuit, etc. Tournez-vous à gauche puis à droite en étant attentif chaque fois à l'effet de ce mouvement sur la peau. Étirez-vous à partir des talons, mais sentez-vous également libre d'innover en matière d'étirements. Après quoi, si vous vous sentez encore un peu endormi, je vous recommande de pratiquer quelques exercices sollicitant les pieds ou les doigts des mains. Cela, soyez-en sûr, vous réveillera pour de bon. Et si, à un moment ou un autre de la journée, vous éprouvez le besoin de vous délasser, balayez l'espace intérieur du corps à l'aide de la conscience ; sentez les os, la peau, puis étirez-vous tout votre soûl.

C. La vue

1. Découvrir l'art de voir

Nous sommes redevables à nos yeux de tant de belles expériences ! Mais avec l'âge, le contact avec le monde par la vue devient astreignant pour la plupart des gens. En réalité, si nous utilisons correctement nos yeux, il peut en aller différemment.

La détente physique, c'est-à-dire un maintien du corps n'entraînant pas de tensions musculaires, ni de tensions mentales, est la *condition indispensable pour une perception visuelle juste.* Sans compter que les impressions visuelles sont ainsi mieux assimilées. Dans l'état d'observation, nos yeux sont tantôt mobiles, tantôt immobiles. Mais les yeux ne peuvent demeurer fixes plus de quelques secondes, même si nous faisons d'intenses efforts dans ce sens. Ils se remettent à bouger très rapidement, ne serait-ce que très peu. Les images qui se forment sur la rétine se succèdent en effet à une rapidité étonnante, en un « clin d'œil », pourrait-on dire, d'autres cellules visuelles sont déjà excitées. Si nous pratiquons des exercices visant à rendre à nos yeux leur mobilité naturelle – le fait est que la plupart des gens ont tendance à les fixer sur les choses qu'ils observent – le monde extérieur nous paraîtra infiniment plus vivant et notre champ visuel s'en trouvera agrandi.

En regardant un paysage (ou en contemplant une image), ne le fixez pas des yeux, mais ayez la sensation qu'il afflue en quelque sorte en vous. Vous ne l'en verrez pas moins dans le moindre de ses détails. Évitez de vouloir capter les perceptions visuelles, laissez-les plutôt affluer librement sur la rétine. Veillez à ce que les impressions visuelles atteignent aussi naturellement la rétine que l'air pénètre dans une pièce par une fenêtre ouverte.

Autrement dit, il convient de faire en sorte que la région occipitale puisse les accueillir librement, puis de les laisser refluer tout aussi librement vers leur lieu d'origine. Cette façon de regarder présente un double avantage : elle favorise la mobilité des yeux et, ce faisant, permet aux muscles oculaires de stimuler plus rapidement l'irrigation des yeux et de la tête.

2. Exercices pour la santé des yeux

Nombre de gens ont les yeux fatigués par des années de regard fixe (lecture, télévision, etc.) et sans doute se demandent-ils comment ils pourraient procéder pour retrouver le regard souple, somme toute naturel, que nous venons de décrire. Les exercices visant à rétablir un mode correct de vision requièrent évidemment la détente de tout le corps. Il s'agit là d'un impératif.

Par conséquent, prenez une position confortable, assise ou couchée, et placez la racine des mains sur les yeux, mais de façon telle qu'elles ne font qu'effleurer les paupières. Sentez la très légère pression des mains sur les yeux, leur contact avec les paupières. En outre, à chaque mouvement des yeux, aussi infime soit-il, sentez le battement des paupières sous la racine des mains, et vice versa. Sentez la chaleur qui émane des mains et laissez-la se répandre jusque sur le pourtour des yeux. Percevez l'espace à l'arrière des yeux, la région occipitale, puis laissez cette chaleur se répandre dans toute cette région. Après quoi, laissez-la lentement refluer vers les mains. Ensuite, ôtez les mains de sur les paupières, mais n'ouvrez pas encore les yeux. Regardez la lumière qui filtre à travers les paupières closes. Ensuite seulement vous ouvrez les yeux. Vous prendrez conscience alors de différentes impressions visuelles, et les laisserez librement refluer vers leur lieu d'origine, comme la chaleur de la racine des mains il y a quelques instants. Ensuite, fermez à nouveau les yeux, et sentez le contact des paupières avec les globes oculaires, la manière dont elles les épousent et les protègent.

Voici à présent un deuxième exercice pour la santé des yeux, que vous pourrez pratiquer en position assise.

Posez une main sur la région occipitale, et l'autre sur un œil, puis essayez d'évaluer mentalement l'espace entre l'une et l'autre main. Il est recommandé de pratiquer cet exercice sur le même œil plusieurs jours d'affilée, le but étant de constater si l'acuité visuelle de cet œil s'est ainsi améliorée. Après quoi, tenez un crayon à la verticale devant vous et promenez les yeux dessus plusieurs fois de suite, de bas en haut. Ensuite promenez quelques instants les yeux sur le mur devant vous, là encore de bas en haut. Pour finir, promenez-les, toujours de bas en haut, tantôt sur le crayon, tantôt sur le mur. Puis fermez les yeux et sentez le léger contact entre les paupières et les globes oculaires, tout en gardant détendu l'arrière des yeux. À présent, clignez plusieurs fois des yeux puis regardez autour de vous. Laissez les impressions visuelles affluer en vous, n'essayez pas de les capter. Pour finir, fermez de nouveau les yeux et posez délicatement les mains sur les paupières, reprenant de la sorte la position de départ du premier exercice.

Et voici un troisième exercice : il consiste à percevoir, yeux clos, tour à tour le proche et le lointain.

Visualisez de petits cercles devant vous tout en ayant conscience de vous trouver dans de grands cercles se déployant dans un lieu extrêmement éloigné. Ces cercles grands et petits, vous les observez en alternance, mais sans jamais les fixer. Au moyen de l'œil mental, voyez tantôt les cercles se trouvant à proximité, tantôt les cercles éloignés. Ensuite ouvrez à nouveau les yeux, cillez plusieurs fois des yeux, puis regardez les objets autour de vous. Ne les voyez cependant pas en tant qu'objets définis, laissez-vous imprégner par eux sans chercher à les identifier.

Aldous Huxley, l'écrivain anglais mondialement connu, a eu, à l'âge de 16 ans, une violente attaque de kératite ponctuée qui le laissa quasiment aveugle pendant des mois. En 1942, il écrivit un livre(1) où il présentait son expérience de la relaxation visuelle suivant la méthode que le Dr Bates avait conçue pour corriger les déficiences visuelles consécutives à des maladies ou à la simple négligence. Il est à souligner que la méthode du Dr Bates a bien des points en commun avec celle enseignée par l'eutonie.

D. L'OUIE

1. Critères pour une audition correcte

Comment réagissez-vous aux sons et aux bruits provenant de l'extérieur ? Pour mieux saisir la façon dont vous les vivez, avec les oreilles mais aussi avec le corps tout entier, soyez attentif quelques instants aux différents bruits autour de vous. Accueillez-les tous, en

1. *The Art of Seeing (L'Art de voir)*, cf. *Bibliographie*.

ayant conscience des pensées et associations mentales qu'ils suscitent au fur et à mesure.

Les facteurs régissant la qualité de la perception par l'ouïe sont les mêmes que pour la perception par les yeux, en vertu de quoi l'on peut avancer qu'un organisme réceptif, donc perméable, perçoit différemment les sons et les bruits qu'un organisme tendu. Admettons que vous écoutiez de la musique. Si vous êtes détendu, en attitude de réceptivité, vous l'entendrez bien sûr d'une oreille autre que si vous avez l'esprit préoccupé par toutes sortes de problèmes, et ainsi avez tendance à vous fermer au monde extérieur. Dans ce dernier cas, elle risque de carrément vous porter sur les nerfs, même si vous êtes grand amateur de musique. Nos réactions aux sons ou aux bruits sont déterminées par la qualité de notre écoute. Si certains bruits vous incommodent, un travail de conscience peut changer la situation. Si vous êtes disposé à accueillir tous les bruits sans réserve, vous cessez de vous crisper, et donc ne serez plus incommodé par aucun bruit, y compris par ceux qui vous paraissent insupportables actuellement.

2. Quelques suggestions d'exercices

Allongez-vous sur le dos ou asseyez-vous confortablement par terre. Prenez tout le temps nécessaire pour sentir le contact du corps avec la surface qui le porte, tout en restant conscient de l'espace intérieur du corps, en veillant à garder le corps ouvert et détendu. Prévoyez ensuite deux minutes de prise de conscience des bruits extérieurs. Pour les compter, vous pourriez mettre en route un minuteur. Ces deux minutes étant écoulées, inscrivez sur une feuille de papier tous les bruits que vous avez entendus durant ce très court laps de temps.

Il y a de fortes chances que vous constatiez avec surprise qu'un certain nombre d'entre eux avait plus ou moins échappé à votre conscience jusqu'ici. Le silence apparent comporte en effet nombre de bruits discrets.

Allongé sur le dos ou assis par terre, écoutez maintenant un disque comportant différents types de musique, tout en prêtant attention à vos réactions. Ce faisant, veillez à rester pleinement détendu.

Vous remarquerez ainsi que certains passages sont de nature à favoriser la détente, alors que d'autres sont stimulants, d'autres encore plutôt lénifiants.

Certains passages vous touchent-ils plus que d'autres ?

Cet exercice tout simple vise à vous faire prendre conscience de vos réactions physiques et psychiques à différents types de sons et intensités sonores.

Chaque fois qu'un bruit désagréable, voire irritant, vous parvient, entendez-le d'une oreille différente. Ne vous attardez pas sur lui, ne le laissez pas avoir prise sur vous, ne lui permettez pas de créer des tensions intérieures, ni physiquement ni psychiquement. Laissez-le vous traverser librement et considérez-le comme une occasion de travailler sur votre conscience.

L'exercice qui vient d'être décrit est naturellement plus facile à conseiller qu'à effectuer. Mais avec de la persistance, votre perception des bruits se modifiera. En cela, cet exercice vous sera d'une aide précieuse. Il existe bien sûr d'innombrables façons de retrouver une audition et une vision saines, alors, sentez-vous libre d'innover en matière d'exercices.

CHAPITRE VII

Postures de contrôle

Les exercices qui ont été présentés tout au long de ce livre vous ont familiarisé avec le principe du mouvement tel que l'entend l'eutonie, tandis que le présent chapitre est consacré aux postures de contrôle. En les effectuant l'une après l'autre, vous aurez donc l'occasion de mesurer les progrès que vous avez réalisés en matière de maintien physique juste, mais aussi d'évaluer le travail restant à accomplir. Après chaque posture de contrôle, je décrirai un ou plusieurs exercices sur la base desquels vous pourrez ensuite déterminer par vous-même d'autres enchaînements de mouvements, parce que, en matière de postures de contrôle, les variantes sont également innombrables. Il faut se rappeler, en effet, combien il est important que chacun découvre par lui-même ce qu'il peut et doit faire pour se sentir bien dans son corps. À cet effet, je citerai un passage du livre de Gerda Alexander[1] :
Les postures de contrôle nous permettent de vérifier si nos muscles et nos ligaments ont retrouvé leur longueur et leur élasticité optimales. Des muscles et des ligaments souples et détendus sont en effet indispensables à quiconque veut recouvrer la pleine mobilité de ses articulations, un maintien physique correct et des mouvements libres, dénués de toute ten-

1. *L'Eutonie, un chemin de développement personnel par le corps.*

sion. Ces conditions étant remplies, n'importe qui pourra prendre ces postures sans difficultés, quel que soit son âge. Lorsque les muscles sont durs et rétrécis sous l'effet de la surcharge psychique et physique qu'ils subissent en permanence, les postures proposées par l'eutonie sont forcément inconfortables, douloureuses, voire impraticables. Pour rendre aux muscles leur élasticité et leur longueur naturelles, l'eutonie a mis au point deux techniques de base, à savoir celles du toucher et du contact. Ces dernières ont pour effet d'harmoniser le tonus, la respiration, la circulation du sang et de la lymphe, ainsi que le métabolisme. Ce processus d'harmonisation élimine au fur et à mesure les dépôts dans les muscles et les ligaments, de sorte qu'il n'y a besoin de recourir ni à des exercices respiratoires ni à des mouvements physiques spécialement conçus à cet effet.
Les postures de contrôle permettent au pratiquant de l'eutonie de détecter à tout moment, sans aucune aide extérieure, ses tensions superflues, avant qu'elles ne déclenchent des troubles dans son organisme. Elles sont d'ailleurs reprises aux différentes étapes de l'apprentissage de l'eutonie. Chaque étape de prise de conscience est en effet reliée à l'espace intérieur du corps (circulation, formation de tissu osseux, organes internes) et au monde extérieur. Par ailleurs les différents exercices proposés peuvent être combinés entre eux, et ainsi former de nouveaux enchaînements de mouvements.

1. Postures de contrôle 1 et 2

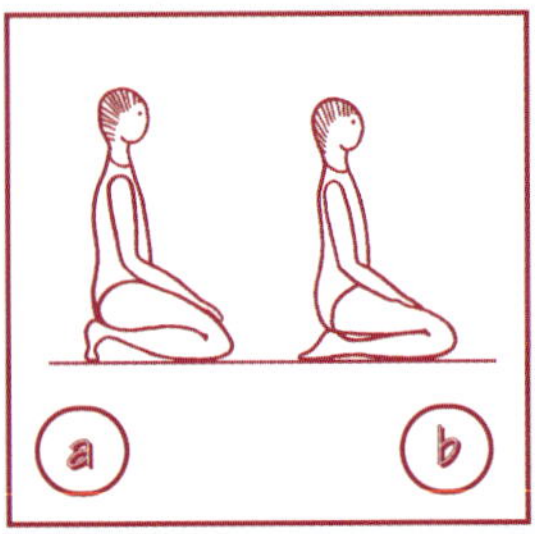

➠ Posture **a** : s'asseoir sur les talons, jambes parallèles, les doigts de pieds fléchis vers l'intérieur, y compris les petits orteils.
➠ Posture **b** : prendre la même posture, mais cette fois avec les doigts de pieds en extension.

Objet du contrôle : mobilité des orteils et de l'articulation du pied.

Pratiquez ces deux postures de contrôle en prêtant attention aux difficultés que vous rencontrerez – celles-ci se situeront vraisemblablement dans l'articulation des orteils et l'articulation du pied, mais peut-être aussi dans les cuisses.

Posez ensuite les mains sur le sol, paumes dirigées vers le bas, et prenez appui sur les mains et les genoux. Dans ce mouvement, les mollets doivent se placer à plat sur le sol. De même, veillez à ne pas fléchir les orteils. Puis remuez bien les talons. Après quoi, asseyez-vous par terre, jambes en extension complète, et commencez à jouer avec les orteils. Mettez les doigts de pieds en éventail, en veillant à ce que l'espace entre les orteils soit le plus large possible. Il faut en quelque sorte que vos orteils ressemblent à celles de Struwwelpeter[2]. Réussissez-vous à bouger séparément les gros orteils et les petits ? Soulevez les gros orteils tout en abaissant les petits, puis bougez plusieurs fois les dix orteils ensemble, en alternance vers le haut et vers le bas.
À présent, tirez les genoux vers vous de telle façon que les pieds et les orteils reposent sur le sol, puis contractez l'extrémité des orteils et les talons, imitant en cela la chenille qui contracte ses segments abdominaux pour se déplacer. Dans ce mouvement, ayez également conscience du support, ainsi que du sol au-dessous. Puis allongez à nouveau pieds et jambes. Remuez les talons, mais en les maintenant au sol.
Gardant la position assise, jambes en extension complète, concentrez-vous sur l'articulation des pieds. Pouvez-vous remuer librement les pieds ? Bougez doucement les orteils, comme si vous cherchiez à tâter l'espace grâce à eux. En même temps, vérifiez les effets de ce mouvement sur l'articulation des pieds. Enfin placez les mains autour de l'articulation du pied droit. Cette position des mains permet de sentir plus intensément le mouvement du pied. Puis remuez bien le pied. Vous paraît-il à présent plus léger que le pied gauche ? Dans la négative, tirez le genou vers vous et placez le bras droit sous le jarret (cf. illustration), en sorte que le mollet puisse pendre librement. Puis remuez bien le talon. Si cela vous paraît trop dif-

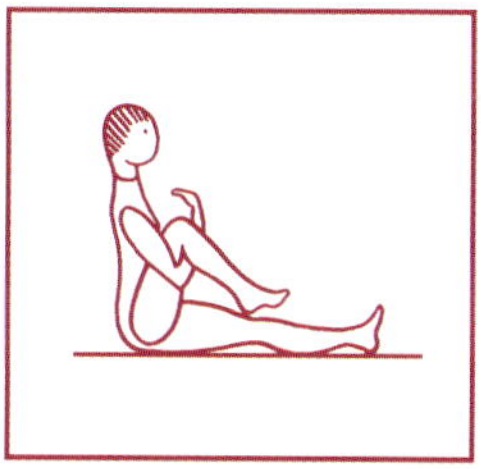

2. Personnage de conte allemand.

ficile, remuez le pied en vous aidant de la main gauche, restée libre. Pratiquez plusieurs fois cet enchaînement de mouvements, l'objectif étant ici d'acquérir une claire perception du talon.

Variante : levez-vous et placez trois minces tiges de bambou sous la plante du pied droit (dans le sens de la longueur et en laissant un espace d'environ 2 cm entre elles). Puis vérifiez la sensation que vous avez de chaque pied : du pied droit placé sur les tiges de bambou, du pied gauche directement posé sur le support. Les tiges de bambou vous font-elles mal ? Arrivez-vous à mentalement mesurer la distance entre l'une et l'autre ? Sentez-vous les muscles et l'ossature du pied droit au moyen de la pression exercée sur eux par les tiges de bambou ? Ensuite, enlevez doucement le talon et la plante du pied de sur les tiges de bambou. Comment le pied s'y prend-il pour se dégager ? Sentez-vous plus intensément le contact de l'avant du pied avec les tiges de bambou ? La douleur provoquée par ce contact plus intense reste-t-elle supportable ? Pratiquez cet exercice plusieurs fois de suite, en prenant tout votre temps. C'est comme si vous étiez prêt à franchir un pas, mais hésitiez jusqu'au dernier moment. Après avoir ôté les tiges de bambou de sous le pied, comparez votre perception des deux pieds. Vous pouvez aussi pratiquer l'exercice à l'aide d'une seule tige de bambou, dans ce cas posez-la en travers du pied droit. Pratiquez-le sur les différentes sections du pied, mais en insistant plus particulièrement sur les orteils. Les mouvements devant s'effectuer dans toutes les directions, il faudra fréquemment recourir au transfert du poids du corps. Ensuite pratiquez l'exercice sur le pied gauche. Puis, remettez-vous en position assise, et recommencez à jouer avec les pieds. Enfin reprenez les deux postures de contrôle. Les avez-vous prises plus aisément que tout à l'heure ?

Ces exercices sont à pratiquer pendant une semaine, à raison de dix à vingt minutes le matin ou le midi. Évitez de les effectuer avant le coucher, parce que les mouvements faisant intervenir les pieds ont plutôt tendance à réveiller. Si vous les pratiquez avec assiduité, surtout les passages relatifs à l'articulation des pieds, il y a de fortes chances que vos pieds retrouvent toute leur mobilité et toute leur sensibilité. Prêtez attention à vos perceptions à chaque séance, car elles sont susceptibles de varier d'un jour à l'autre.

2. Posture de contrôle 3

➠ Posture a : s'asseoir par terre, jambes repliées, pieds dirigés vers l'extérieur de part et d'autre du fessier.

➠ Posture b : à partir de l'articulation de la hanche, se pencher en avant jusqu'à ce que l'abdomen touche le sol.

➠ Posture c : transférer lentement le poids du corps vers l'arrière, et plus précisément sur le sacrum, puis dérouler le dos, vertèbre après vertèbre, jusqu'à ce que le corps, des genoux à la région occipitale, soit à plat sur le sol.

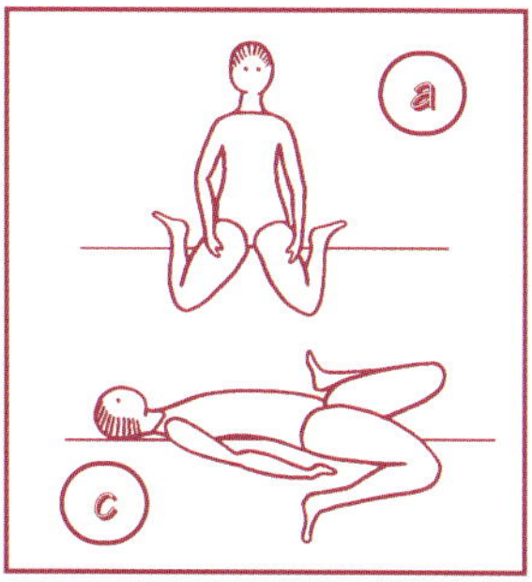

Objet du contrôle : articulation du genou, articulation de la hanche, face antérieure des muscles de la cuisse.

Les enfants adoptent volontiers cette posture et, à partir d'elle, se penchent en avant, vers un côté ou l'autre et en arrière. Ils la prennent facilement et s'y sentent parfaitement à l'aise. Ce qui n'est malheureusement plus le cas pour la plupart des adultes. Mais la possibilité de régénération physique est offerte à tous, quel que soit l'âge. Il va de soi que *cet exercice est déconseillé à ceux qui souffrent d'une lésion au(x) genou(x).*

Ceux qui décideront de le pratiquer malgré tout *le feront avec une extrême prudence.*

Allongez-vous sur le ventre et sentez toute la face antérieure du corps. Puis élevez un mollet, en prêtant attention au transfert du poids du corps que ce mouvement entraîne, ainsi qu'au changement pour la cuisse de son contact avec le sol. Pratiquez d'abord l'exercice avec la jambe droite, puis avec la jambe gauche, et finalement avec les deux ensemble. Ensuite, disposez une poignée de petites boules, ou de châtaignes, sous la cuisse droite. Constatez l'inconfort provoqué par ces accessoires. Lorsque vous vous sentirez à l'aise dans cette position, levez la cuisse droite, puis la cuisse gauche, et finalement les deux ensemble. Insistez sur les endroits particulièrement douloureux, en essayant, à l'aide de la conscience, de dénouer chaque contraction. Ne retirez les petites boules, ou les châtaignes, qu'au moment où vous ne les sentirez pour ainsi dire plus. Le contact du corps avec le sol s'est-il intensifié depuis tout à l'heure ?

Allongez-vous sur le dos, jambes en extension complète. Puis tirez vers vous le genou droit jusqu'à ce que la plante du pied repose sur le sol, et laissez s'abaisser le genou, pied dirigé vers l'extérieur (cf. illustration). Le genou s'est-il posé assez près du sol ? En fait, cette posture de la jambe est celle du stade **c** de la posture de contrôle. Vous pouvez vous en tenir là si vous le souhaitez. Cet exercice a du reste déjà été décrit au paragraphe traitant de l'étirement passif (p. 52).

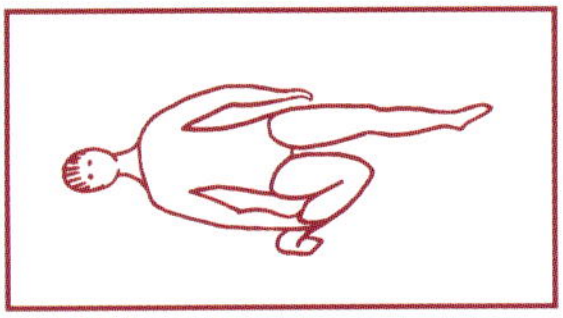

Essayez de vous maintenir quelques instants dans cette posture. Si vous avez besoin d'indications sur la manière de dénouer les contractions, consultez les deux premiers chapitres de ce livre. Puis tirez lentement les genoux vers la région abdominale en ayant soin de les garder exempts de tensions. Remuez bien les talons. Ce geste vous délassera. Pratiquez plusieurs fois l'exercice d'élongation avec la cuisse droite, avant de le pratiquer avec la cuisse gauche, puis comparez votre sensation de l'une et l'autre jambe.

Après cet exercice de relaxation, un peu de mouvement serait sans doute bienvenu. Par conséquent, décrivez des figures dans l'espace avec les genoux détendus, d'abord avec le genou droit, puis avec le genou gauche, en laissant libre cours à l'improvisation. Vérifiez si la cavité buccale est détendue, si la région du ventre et de l'aine est ouverte.
Enfin, reprenez la posture **a** et voyez si elle vous paraît plus confortable que tout à l'heure.

3. Posture de contrôle 4

➠ Postures **a** et **b** : se mettre à quatre pattes et ramener le genou droit devant le genou gauche, puis s'asseoir sur la tubérosité des ischions (cf. illustrations page suivante).

Objet du contrôle : articulation de la hanche, articulation du genou, face extérieure des muscles de la cuisse.

Allongez-vous sur le côté droit et tirez les genoux vers vous. Puis placez un bâton en bois (d'environ 30 cm de long et de 30 mm de diamètre) sous la cuisse droite. Le bâton doit approximativement aller du grand trochanter jusqu'au genou. Prenez conscience des

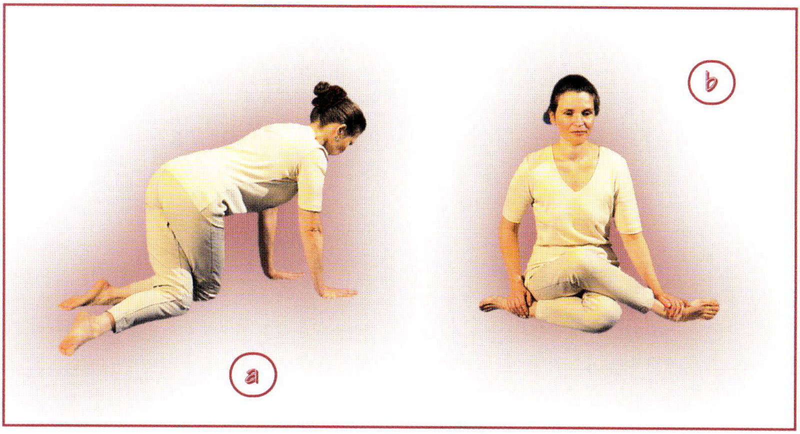

interstices entre le bâton et la cuisse, entre le bâton et le fémur, de la distance entre le bâton et la face intérieure de la cuisse gauche. Relâchez les tensions des muscles de la cuisse. Réussissez-vous à sentir le sol à travers le bâton ? Pouvez-vous « tranquillement » rester couché avec ce bâton placé sous la cuisse ? Puis frottez la cuisse contre le bâton, un peu vers l'avant et un peu vers l'arrière. Veillez à ce que ces mouvements soient minimes, et surtout à les effectuer très lentement afin que vous puissiez sentir leurs moindres répercussions en d'autres parties du corps. Puis mettez de côté le bâton, et sentez le contact du corps avec le sol.

Après avoir effectué une série d'étirements, pratiquez l'exercice complémentaire ci-après :

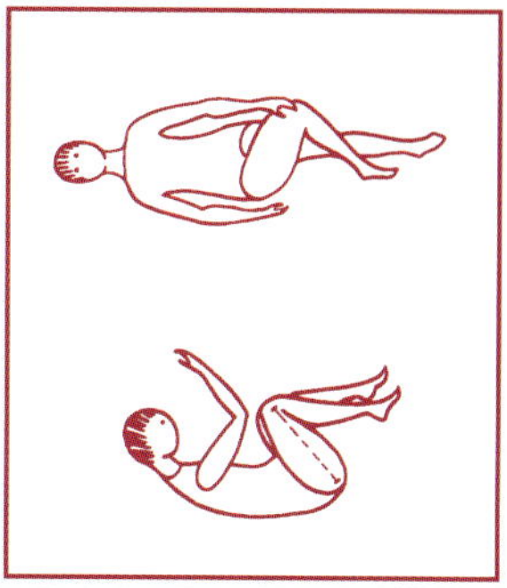

Allongez-vous sur le dos, tirez le genou droit vers vous, et posez la plante du pied contre la face extérieure du genou gauche (cf. illustration). Puis laissez le genou droit se mouvoir vers la gauche, aussi loin que possible, tout en veillant à garder les omoplates plaquées contre le sol, et à ce que la rotation du corps soit aussi faible que possible. Ce mouvement a pour effet d'intensifier grandement l'élongation du fessier et des cuisses (cf. illustration). Pour l'intensifier encore davantage, pressez la main gauche sur le genou droit. Ensuite laissez le genou se tirer vers le haut, empoignez le talon droit de la main gauche et laissez le genou se mouvoir un peu vers la droite.

Ce mouvement du genou se sent tout particulièrement dans l'articulation de la hanche.

Pratiquez ces deux mouvements avec le genou droit, en veillant à les effectuer avec le maximum de fluidité. Prenez tout le temps qu'il faudra pour les effectuer correctement. Au cours de cet exercice, il s'agit de garder le contact à la fois avec le sol, le genou et la jambe. Ensuite, reprenez la posture de contrôle et comparez votre sensation des deux jambes. Pour finir, asseyez-vous sur le sol, jambes repliées, pieds posés à la hauteur du fessier et dirigés vers l'extérieur, à savoir dans la posture de contrôle **3a**. Est-elle plus facile à prendre que la première fois ?

4. Posture de contrôle 5

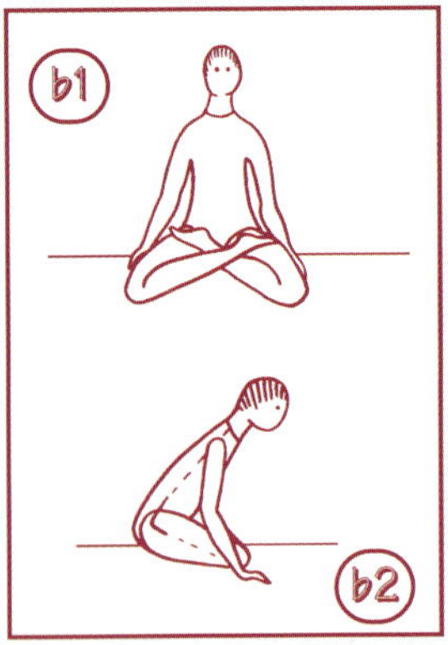

➠ Posture **a** : s'asseoir jambes croisées, pied droit posé sur le pli gauche de l'aine, plante dirigée vers le haut. Puis pencher en avant le haut du corps à partir de l'articulation de la hanche.

➠ Posture **b** : s'asseoir jambes croisées, pied droit posé sur le pli gauche de l'aine, pied gauche posé sur le pli droit de l'aine (cf. illustration **b1**). Puis pencher le haut du corps en avant, à partir de l'articulation de la hanche (cf. illustration **b2**).

Objet du contrôle : articulation du pied, articulation du genou, articulation de la hanche, face extérieure de la cuisse et du mollet.

Il convient de veiller tout particulièrement à ne pas s'asseoir à l'arrière de la tubérosité des ischions. Ceux qui ont des difficultés à prendre cette posture de contrôle ne doivent en aucun cas forcer. Ils placeront quelques livres, ou un coussin dur, ou une couverture pliée sous le fessier et ne renonceront à cet artifice que le jour où ils remarqueront qu'il est devenu superflu. Il se pourrait aussi que certains, après plusieurs tentatives, n'arrivent toujours pas à prendre cette posture de contrôle. Il leur est recommandé de ne pas insister et de pratiquer plutôt les exercices préliminaires. Les postures de contrôle ne sont pas conçues pour aggraver les contractions dans le corps, mais pour prendre conscience des contractions existantes.

Les exercices à pratiquer à la suite de la posture de contrôle 5 sont les mêmes que ceux qui ont été décrits pour la posture de contrôle 4, et ceux qui le seront pour les postures de contrôle 6 et 7. C'est pourquoi je ne proposerai ici aucun exercice particulier et vous suggérerai plutôt de mettre au point des enchaînements de mouvements que vous aurez vous-même déterminés.

5. Postures de contrôle 6 et 7

➠ Posture **6a** : s'asseoir par terre genoux écartés, le pied gauche posé derrière le pied droit de telle façon que le talon droit se place devant l'articulation du pied gauche.
➠ Posture **6b** : pencher le haut du corps en avant à partir de l'articulation de la hanche, jusqu'à toucher le sol du front.

Objet du contrôle : articulation du pied, articulation du genou, articulation de la hanche, face intérieure des muscles de la cuisse.

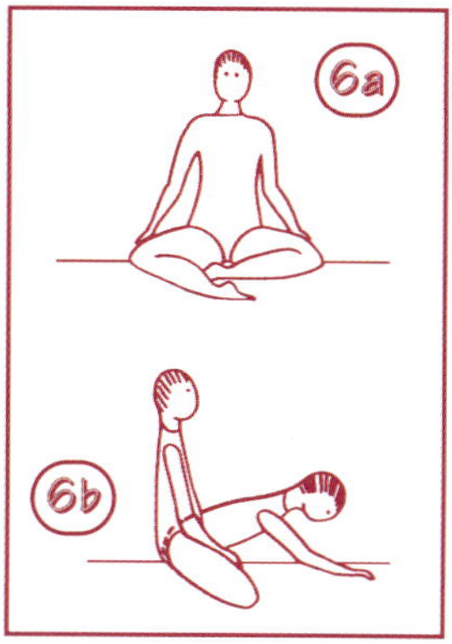

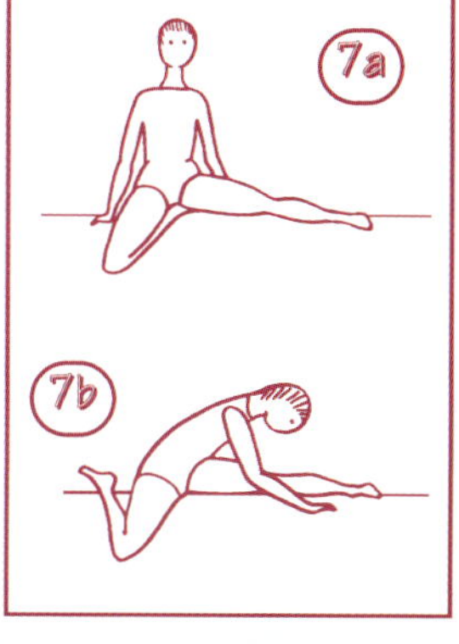

➠ Posture **7a** : s'asseoir sur les talons. Se mettre lentement en position assise en dépliant la jambe gauche jusqu'à l'extension complète et en veillant à ce qu'elle forme un angle droit avec le corps.
➠ Posture **7b** : à partir de l'articulation de la hanche, pencher le corps en avant sur la jambe en extension.

Objet du contrôle : étirement de la face intérieure de la cuisse.

Allongez-vous sur le dos et tirez vers vous un genou après l'autre. Puis, les plantes des pieds se touchant, laissez s'écarter les genoux. Cette posture, que d'ailleurs vous connaissez déjà, comporte trois étapes : contact, espace, toucher. La trouvez-vous difficile à prendre ? est-elle douloureuse ? ou seulement inconfortable ?

Pour dénouer les contractions, pratiquez cet autre exercice :

Allongez-vous sur le ventre et tournez la tête vers la gauche jusqu'à ce que l'oreille se pose sur le sol. Les bras sont placés le long du corps, paumes dirigées vers le haut. Puis tirez vers vous le genou droit, jusqu'à ce que la cuisse forme un angle droit avec le corps (cf. illustration).

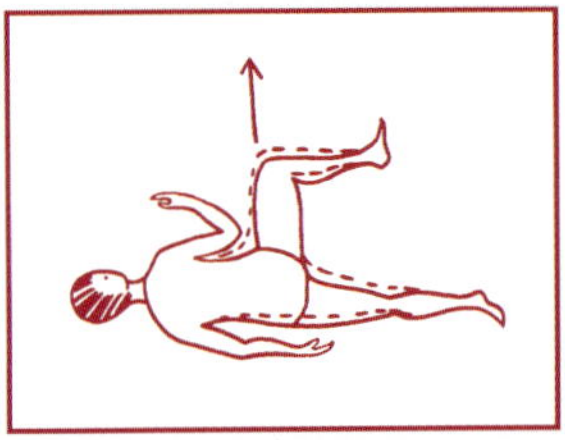

Avec la main droite, essayez de mesurer l'interstice entre le sol et l'aine. Sentez-vous à présent davantage l'étirement de la face intérieure de la cuisse droite, de l'aine jusqu'au genou ? Puis, à partir du genou droit, laissez la jambe se tirer vers le bas, comme si elle était mue par des fils invisibles, jusqu'à ce que le corps forme une ligne aussi droite que possible sur le sol. Ce mouvement est à accomplir sans forcer, avec une attention soutenue, c'est-à-dire avec une intense concentration d'esprit. Si vous avez l'impression que tout à l'heure le corps était encore insuffisamment tendu, laissez maintenant le genou se tirer encore plus vers la droite. Ensuite, allongez de nouveau la jambe et comparez votre sensation de l'un et l'autre côté du corps. Si vous ne sentez aucune différence, reprenez l'exercice plusieurs fois, toujours avec le genou droit. Puis pratiquez-le pareillement avec le genou gauche. Pendant tout cet exercice, veillez aussi à rester conscient de l'espace intérieur du corps.

À présent reprenez le premier exercice :

Allongez-vous sur le dos, tirez vers vous un genou après l'autre et, les plantes des pieds se touchant, écartez les genoux (cf. illustration).

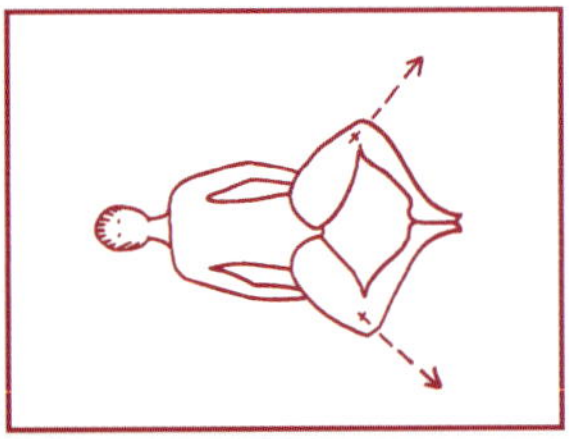

Avez-vous pris plus facilement cette posture que tout à l'heure ? ou avez-vous encore beaucoup de mal à l'effectuer ? Dans ce dernier cas, reprenez plusieurs fois l'exercice en tirant vers vous un seul genou. Puis essayez de nouveau de le pratiquer les deux genoux écartés et les plantes des pieds se touchant.

Pour intensifier l'élongation de la face intérieure des cuisses, vous pouvez également pratiquer l'exercice de la page 52, puis reprendre la posture de contrôle en sorte de vérifier si vous avez fait des progrès.

6. Postures de contrôle 8 et 9

➠ Posture **8a** : s'asseoir par terre et tirer les jambes vers soi de telle sorte que les plantes des pieds reposent sur le sol. Puis laisser tomber la tête sur les genoux (cf. illustration **a1**) et déplier lentement les genoux en gardant la tête posée sur les genoux, jusqu'à ce que le jarret touche le sol (cf. illustration **a2**).

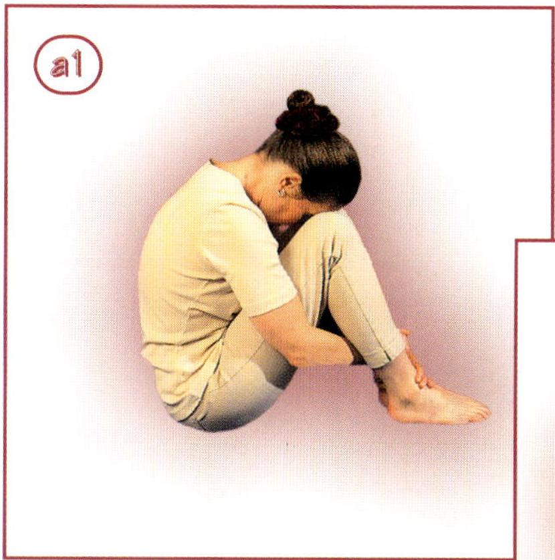

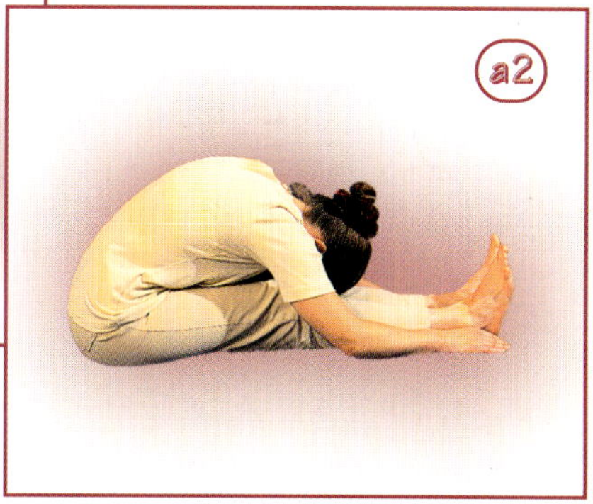

➠ Posture **8b** : à partir de cette posture, tourner la tête à droite jusqu'à ce que le bord latéral de l'occiput se pose sur le genou gauche, puis tourner pareillement la tête à gauche.

Objet du contrôle : étirement des muscles de la face postérieure du corps (de la nuque aux talons), ainsi que des muscles de la face extérieure du cou.

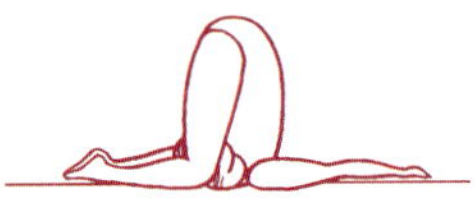

➠ Posture 9 : s'allonger sur le dos, amener les jambes vers l'arrière de telle façon que les genoux se placent à côté des oreilles.

Objet du contrôle : muscles du dos et du cou.

Allongez-vous sur le dos, jambes en extension complète, et sentez le contact de toute la face postérieure du corps avec le sol, des talons jusqu'à la région occipitale. Puis étirez-vous lentement à partir des talons. Sentez-vous cet étirement jusque dans la région occipitale ? Ensuite tirez les genoux vers vous, les plantes des pieds restant à plat sur le sol, jusqu'à ce que les pieds se placent de part et d'autre de l'articulation de la hanche. Exercez alors une résistance horizontale vers l'avant avec les deux pieds (cf. p. 62), puis une résistance de 45° en direction du sol. Veillez chaque fois à abaisser très lentement le dos au sol, c'est-à-dire vertèbre après vertèbre.

Vous pouvez également pratiquer cet exercice en plaçant sous le dos une tige en bambou ou de petites balles en bois.

À présent pratiquez un exercice d'étirement de la tête. À cet effet, vous pouvez utiliser une bouteille (pas trop renflée), encore que l'idéal soit un rouleau de pâtisserie en bois d'un diamètre de 8 à 10 cm.

Allongez-vous sur le sol et placez le rouleau en bois (ou la bouteille) sous la nuque, mais de telle façon qu'il appuie sur la base du crâne. Pour rendre le contact un peu moins rude, posez un mouchoir sur le rouleau en bois. Après quoi, tournez doucement la tête vers la droite. Cette posture est-elle inconfortable ? certains points de la nuque sont-ils douloureux ? Si oui, gardez si possible la posture et tentez de dénouer les contractions au moyen de la conscience. Dès que la douleur devient trop forte à un point ou un autre, continuez à tourner doucement la tête vers la droite jusqu'à un point moins douloureux, dont vous vous emploierez à dénouer les contractions au moyen de la conscience. Tournez la tête petit à petit jusqu'à ce que l'oreille touche le sol. Puis tournez-la à nouveau lentement vers la gauche jusqu'à la position médiane. Pratiquez une deuxième fois cet enchaînement de mouvements, puis comparez votre sensation des deux côtés de la nuque. Cette sensation est-elle identique pour l'un et l'autre côté ? Une fois que vous aurez pratiqué l'exercice avec la partie gauche de la nuque, tournez lentement la tête vers la droite puis vers la gauche, chaque fois jusqu'à ce que l'oreille correspondante se pose sur le sol. Le but ici consiste à acquérir la sensation de tout le bas du crâne.

Cet exercice peut également se pratiquer le bas du crâne posé à même le sol. Votre perception actuelle de la rondeur du bas du crâne et l'élongation de la nuque est-elle la même que tout à l'heure ? Prêtez tout particulièrement attention à l'élongation latérale de la nuque, autrement dit, à l'instant où l'oreille droite ou gauche touche le sol. Ayez conscience aussi de l'élongation de l'autre partie de la nuque.

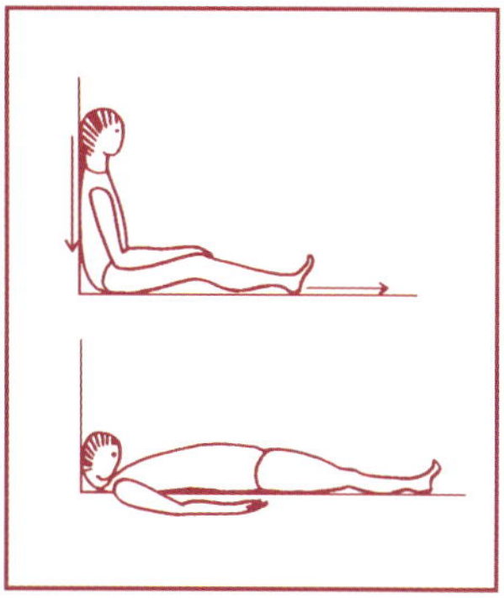

À présent, asseyez-vous le dos appuyé contre un mur (cf. illustration), puis abaissez lentement le corps en laissant glisser le dos sur le mur, jusqu'à ce que vous soyez en extension, hormis la tête qui reste appuyée contre le mur (cf. illustration).

Cette posture permet une élongation maximum de la nuque. Les novices de l'eutonie ne garderont cette posture qu'un minimum de temps, alors que les pratiquants plus expérimentés pourront la garder plus longtemps, puis tourner légèrement le nez, d'abord vers la gauche, ensuite vers la droite. Ce mouvement engendrant une élongation intense de la nuque, ils le feront cependant avec précaution, sans quoi les muscles de la nuque, au lieu de se dénouer, pourraient se contracter davantage. Sans compter que trop étirer un muscle manquant d'élasticité risque de le déchirer. Veillez en outre à garder les jambes en extension complète, parce que cette position des jambes intensifie l'élongation du dos.

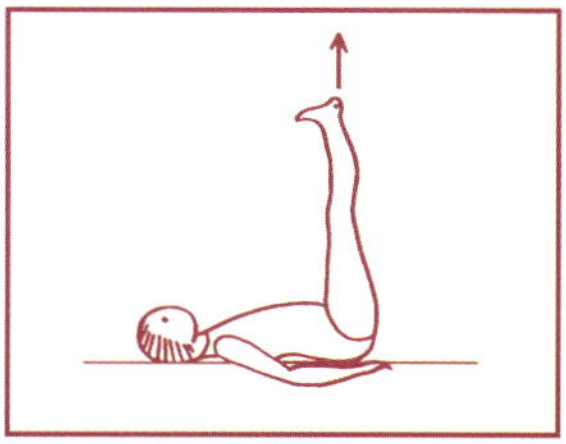

À présent, allongez-vous près d'un mur en appuyant toute la face postérieure des jambes contre le mur (cf. illustration). Cet exercice vous est d'ailleurs déjà familier (cf. p. 53). Mais vous pouvez également le pratiquer sans appuyer les jambes contre un mur. Dans ce cas, n'oubliez pas de percevoir la partie du corps en contact avec le support. Cette conscience intensifie en effet l'élongation et l'irrigation de tout le corps.

Si ces deux exercices vous paraissent trop difficiles, en voici un troisième, plus facile.

Allongez-vous sur le dos, posez le pied gauche à plat sur le sol et élevez uniquement la jambe droite jusqu'à l'extension complète. Après quoi, tirez les deux genoux en direction de la région abdominale et remuez bien les talons. Pratiquez plusieurs fois l'exercice avec la jambe droite, et ensuite seulement avec la jambe gauche. L'exercice devient un peu plus difficile si vous gardez une jambe en extension complète sur le sol, mais élevez l'autre jusqu'à l'extension complète. Veillez à garder détendue la cavité buccale, ainsi que l'abdomen et le thorax.

Pour finir, reprenez les deux postures de contrôle. Sont-elles moins difficiles à prendre que tout à l'heure ?

7. Posture de contrôle 10

➠ Posture a : s'allonger sur le dos. Poser les mains l'une sur l'autre derrière la tête. Plier les genoux de telle façon que les plantes des pieds reposent sur le sol.

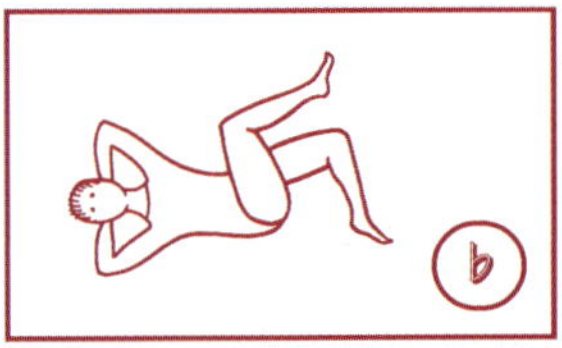

➠ Posture b : à partir de cette posture, l'un et l'autre genou s'abaissent au sol vers la gauche. Puis amener le genou droit au-dessus du genou gauche et poser le pied sur le sol. Dans ce mouvement, veiller à garder les épaules à plat sur le sol.

Objet du contrôle : colonne vertébrale, muscles de la hanche, ceinture scapulaire, muscles du bras.

Pour mieux pouvoir prendre cette posture de contrôle, pratiquez au préalable divers exercices pour le dos. En vue d'améliorer la mobilité du dos et l'irrigation des muscles dorsaux, il est recommandé de placer sous le dos de petites balles en bois, ou des châtaignes.

Allongez-vous et tirez vers vous un genou puis l'autre, jusqu'à ce que les plantes des pieds reposent sur le sol. Dans ce mouvement, prê-

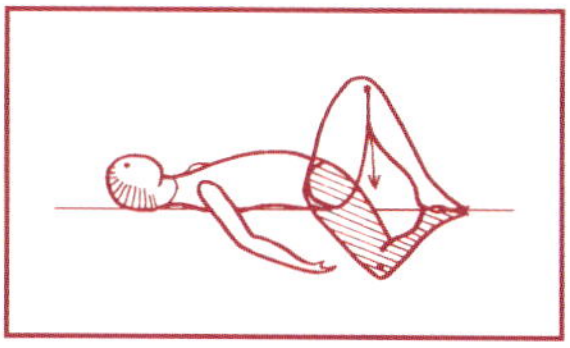

tez attention au contact de la face postérieure du corps avec le sol, sentez-le se modifier lorsque vous tirez vers vous les genoux, l'un après l'autre. Après quoi, laissez-les lentement s'abaisser vers la gauche jusqu'à ce qu'ils touchent le sol. Sentez là encore la surface de contact du corps avec le sol se modifier au fur et à mesure. À présent, seul le côté gauche du corps est en contact avec le sol, tandis que le côté droit est soumis à l'élongation. Que vos mouvements soient très lents, parce qu'il convient de sentir le plus intensément possible les répercussions engendrées par le moindre changement de position du corps. En abaissant un genou au sol puis l'autre, laissez jouer le poids de la jambe correspondante, et veillez à ce que le mouvement se fasse en douceur. De même, veillez à ce que les omoplates restent à plat sur le sol.

Gardez cette position jusqu'à ce que vous vous sentiez détendu, léger (mais pas plus longtemps). Ensuite, étirez-vous doucement à partir des talons. Les pieds glissent pour ainsi dire sur le sol, à partir des talons, jusqu'à ce que le corps soit en extension complète. Ensuite reprenez la position de départ, mais cette fois en posant les mains l'une sur l'autre derrière la tête, sur la base du crâne (stade **a**) de la posture de contrôle. Dans cette posture, sentez-vous un peu plus intensément l'élongation du côté droit du corps et de la colonne vertébrale ? Vos genoux s'abaissent-ils toujours aussi difficilement au sol ? Pour le mouvement d'étirement du corps de la fin de l'exercice, veillez à bien laisser glisser les pieds sur le sol à partir des talons. De même, prêtez attention aux répercussions de ce mouvement sur la colonne vertébrale.

Pratiquez ensuite l'exercice en prenant la posture de départ ci-dessus, mais en laissant en plus s'abaisser lentement les deux genoux au sol vers la droite. Ce qui correspond en fait au stade **b** de la posture de contrôle. Votre corps est-il maintenant à l'aise dans cette posture, ou avez-vous toujours des difficultés à la prendre ?

8. Posture de contrôle 11

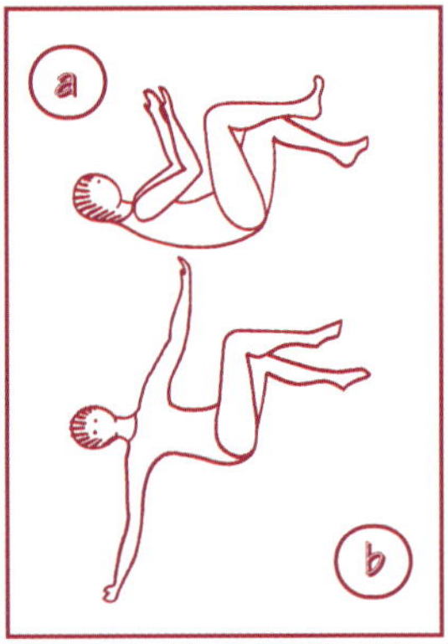

➠ Postures a et b : s'allonger sur le côté gauche, genoux plaqués contre le sol (cf. illustration a). Tourner le haut du corps vers la droite, l'épaule et le bras droits touchent le sol et se posent en diagonale par rapport au corps (cf. illustration b).

Objet du contrôle : muscles de la hanche, ceinture scapulaire et muscles du bras. Mobilité de la hanche, des vertèbres dorsales, du bassin et des muscles de la cuisse.

Allongez-vous sur le côté gauche et tirez vers vous les genoux. Les bras se placent devant le corps (cf. illustration). Veillez à la position de la tête, qui est censée reposer détendue sur le sol. Puis laissez glisser lentement le bras libre vers l'arrière, sur le tronc, en veillant à ce qu'il reste sans cesse en contact avec le corps. Sentez la rondeur du côté droit du corps, toute la longueur du bras, de l'aisselle jusqu'à la main, de même que la hanche et la cuisse. Puis laissez glisser le bras plus loin encore vers l'arrière jusqu'à ce qu'il touche le sol en même temps que les omoplates et le dos (cf. illustration). Dans ce mouvement, les genoux doivent rester plaqués contre le sol. À présent, tournez la tête et constatez jusqu'où le bras a réussi à aller. Restez quelques instants dans cette position, puis revenez lentement sur le dos. Lorsque vous serez de nouveau allongé sur le dos, étirez-vous à partir des talons, ou bien remontez les genoux, pieds posés sur le sol, et poussez-vous en avant sur le sol.

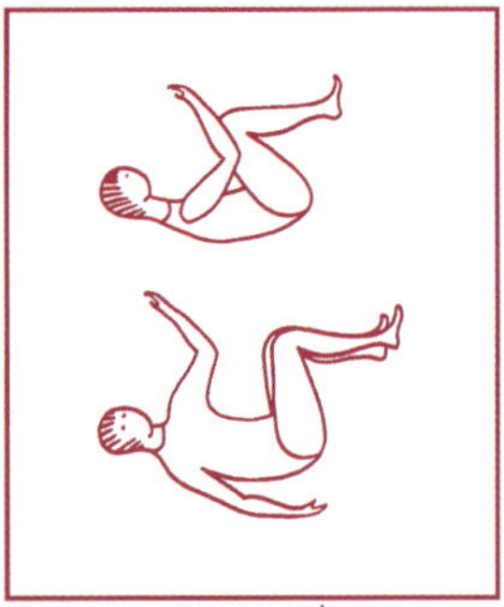

Pratiquez une deuxième fois cet exercice, mais cette fois le genou droit placé devant le genou gauche. Les muscles rechignent-ils toujours à effectuer les mouvements, ou bien sont-ils devenus plus coopérants ? Essayez de dénouer les différents endroits du corps où vous sentez de la résistance musculaire. Puis laissez le bras glisser vers le haut du corps, tout en prêtant attention à la rotation de la partie inférieure du corps contre le sol. Comment se comportent les articulations dans ce mouvement ? et tout particulièrement l'articulation de l'épaule et de la hanche ?

Pratiquez une dernière fois cet exercice en prêtant attention au mouvement de rotation des omoplates. Laissez glisser le bras à partir de la hanche vers le haut, le long du sol. Le bras reste-t-il à plat sur le sol, ou a-t-il tendance à se soulever ? S'il a effectivement tendance à se soulever, essayez de dénouer les tensions musculaires que vous aurez constatées.

Cette posture de contrôle peut être considérée comme maîtrisée lorsque le bras parvient à s'élever en diagonale sans entraîner de douleur, et sans que les omoplates et les genoux se soulèvent.

9. Posture de contrôle 12

➠ Posture a : s'allonger sur le côté droit, genoux plaqués contre le sol. Lever le bras droit à hauteur d'épaule de sorte qu'il forme un angle droit avec le corps. Gardant le bras dans cette position, tournez la tête à droite jusqu'à ce que l'oreille touche le sol devant l'aisselle.

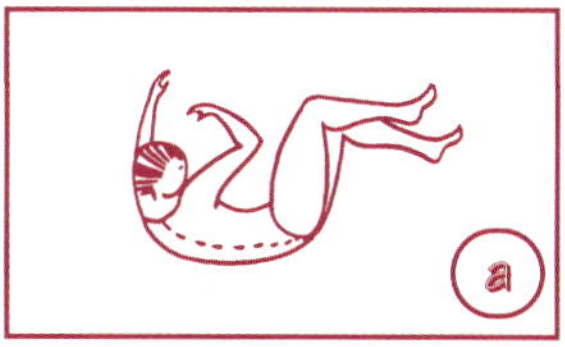

À partir de cette posture, tournez avec précaution la tête, mais sans la soulever, de telle façon que ce soit le nez, et non plus l'oreille, qui touche le sol devant l'aisselle. Puis revenez doucement dans la position de départ et pratiquez l'exercice allongé sur le côté gauche.

Après avoir vérifié l'élasticité des muscles du cou au moyen de la posture de contrôle, asseyez-vous soit sur les talons, soit par terre. Si l'une et l'autre position vous étaient inconfortables, asseyez-vous sur une chaise. Posez les mains sur le cou, et palpez-le avec sollicitude. Comment vivez-vous ces gestes, le contact léger des extrémités des doigts sur le cou ? Quant aux mains, sont-elles froides ou chaudes ? Et le cou, est-il long ou court ? Sentez sa forme ronde, ainsi que la rondeur de la région occipitale. Sentez le pourtour rond des oreilles et la rondeur des épaules ; mesurez mentalement la distance entre ces dernières et l'occiput. Descendez jusqu'aux épaules et sentez leur rondeur. Ensuite prenez une tige de bambou dans chaque main et commencez à palper les vertèbres cervicales. Palpez-les l'une après l'autre, à droite et à gauche, et constatez qu'il suffit d'exercer, avec les tiges de bambou, de légères pressions sur la peau pour sentir non seulement la couche musculaire mais les vertèbres elles-mêmes. Vous pouvez exercer des pressions plus ou moins fortes. Insistez bien sur les vertèbres qui sont particulièrement douloureuses, et dénouez les contractions au moyen de la conscience. Lorsque vous aurez dénoué les tensions musculaires de la nuque, tournez très légèrement la tête et sentez, si possible, ce mouvement dans les vertèbres cervicales.

Vérifiez si la tête est bien dans l'axe de la colonne vertébrale ou si, au contraire, la nuque est tendue. Chez certains la nuque est tellement tendue que le menton pointe vers le sternum et que le lobe de l'oreille droite ou gauche est anormalement proche de l'épaule.

Penchez la tête vers le côté droit, jusqu'à ce que le lobe de l'oreille touche l'épaule. Dans ce mouvement, veillez à ne pas soulever l'épaule, mais à lui garder toute son horizontalité. De même, prêtez attention à ses répercussions en d'autres parties du corps. Là encore il est capital que la cavité buccale, le pharynx et la gorge restent bien détendus. Même l'articulation des maxillaires doit rester souple dans cette position de la tête. Puis ramenez la tête, à partir du sommet, dans sa position médiane. Vérifiez si elle se trouve bien dans l'axe de la colonne vertébrale. Ensuite, pratiquez une deuxième fois l'exercice, mais en tournant la tête à gauche.

Je proposerai un deuxième exercice pour favoriser la mobilité de la tête.

Tournez lentement la tête vers la droite, à partir du nez, jusqu'à ce que vous voyiez par-dessus l'épaule. Dans ce mouvement de la tête, comme dans le précédent, les épaules doivent former une ligne droite et la nuque être en extension maximale. Observez attentivement le croquis ci-contre, en sorte de bien comprendre le geste à effectuer. Ensuite, sentez encore une fois la rondeur de la région occipitale, mais mentalement, non plus avec les mains. Décrivez des

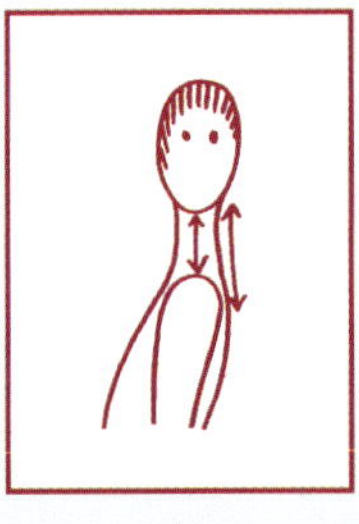

mouvements circulaires dans l'espace à partir de l'occiput, soit avec la tête seulement, soit avec tout le corps. Mais veillez à ce que l'impulsion en provienne invariablement de la région occipitale.

Enfin, pratiquez une deuxième fois la posture de contrôle, mais en tant que succession ininterrompue de mouvements. Chaque fois que vous tournez la tête à droite ou à gauche, prêtez attention aux modifications intervenant dans la surface de contact du corps avec le sol. Comment le visage perçoit-il le support lorsqu'il se tourne dans un sens ou dans l'autre ? Il doit pouvoir le palper millimètre après millimètre. Maintenez-le dans l'élongation maximale, et accordez-vous tout le temps nécessaire pour effectuer soigneusement cet exercice. Ces positions de la tête sont censées faire tout un travail de décontraction. En outre, pendant cet exercice, il est extrêmement important de sentir l'intérieur du corps en tant qu'espace ouvert et détendu.

Pratiquez cet exercice deux ou trois fois en tournant la tête vers la droite. Puis faites le point : constatez si vous avez fait des progrès. Après quoi, pratiquez deux ou trois fois l'exercice en tournant la tête vers la gauche. Votre sensation du côté droit est-elle identique à celle du côté gauche ?

Ne vous contentez pas de pratiquer les exercices de ce chapitre à la lettre, mais trouvez d'autres modalités de pratique. Ces différents exercices peuvent eux aussi se combiner de bien des façons différentes. Pour cela, recourez à votre sens créatif.

CHAPITRE VIII

Mettre en application les principes de l'eutonie

1. Un état d'esprit à acquérir

L'eutonie n'est pas comme un remède que l'on prend de temps à autre, chaque fois qu'on en ressent le besoin. C'est un *principe de mouvement* qu'il faut s'efforcer d'intégrer dans sa vie.

Prendre conscience des « points meurtris » dans notre corps, ne pas les fuir mais nous dire : « Telle est ma réalité actuelle », requiert il est vrai un certain courage, une certaine force de caractère. Cela est toutefois nécessaire, sans quoi il n'y a pas de changement possible. Changer est en fait l'affaire de toute une vie ; c'est un périple riche en découvertes. Quiconque s'accroche à ses habitudes, à des comportements mécaniques sur lesquels sa conscience n'a plus prise, autrement dit, qui ne se remet plus en question, se déconnecte de la vie. La vie s'immobilise en lui, ce qui donne lieu à des rigidités physiques et psychiques, voire à des durcissements. Exprimé en termes clairs, une telle personne ne vit plus vraiment, mais meurt à petit feu.

Être déterminé à vivre avec nous-même et avec le monde extérieur signifie que l'on s'accepte tel qu'on est, comme aussi le monde extérieur. Une telle acceptation n'est toutefois pas à entendre au sens d'une résignation, mais plutôt au sens d'une disposition à effectuer un travail sur soi. Il s'agit d'adopter une attitude de responsabilité envers soi-même, laquelle créera des changements extérieurs par répercussion. En effet, si quelqu'un a une attitude libre et détendue, il ne peut qu'inciter les autres à réagir en conséquence, même si ce n'est pas forcément dans l'immédiat. L'ouverture au monde dont il témoigne les encourage à le rencontrer dans un état d'esprit différent. Le changement opéré par des personnes individuellement exerce toujours une influence sur le monde extérieur.

Dans la vie rien ne va jamais de soi, rien n'est jamais acquis une fois pour toutes. Ce qu'on apprend dans son enfance ne reste pas valable la vie entière, parce que la vie est un constant processus d'apprentissage et de renouvellement. Celui qui laisse en friche ses facultés d'apprentissage devient peu à peu inapte à vivre. D'où l'importance de persévérer dans la pratique de l'eutonie et d'effectuer les exercices dans les circonstances les plus variées. Ce sont là les conditions qui permettent l'intégration dans la vie quotidienne du savoir-faire acquis durant les séances d'exercices.

Ce livre vous a présenté un large éventail d'exercices. Ce qui importera désormais est de veiller à les pratiquer dans un état d'esprit juste, c'est-à-dire se garder d'en faire une gymnastique mécanique. À cet effet, je me permettrai deux recommandations :

- *Premièrement :* tâchez d'acquérir un esprit d'autonomie, sachant que chacun est responsable de sa propre personne.
- *Deuxièmement :* apprenez à discerner puis décrypter votre propre langage corporel.

2. Un programme d'exercices quotidien

Je vous suggère le programme d'exercices quotidien suivant :

- Effectuez les exercices élémentaires en veillant à prendre peu à peu conscience de votre réalité physique.
- Travaillez sur les contractions que vous détectez au moyen des techniques du toucher, du contact et de l'élongation musculaire.
- Acquérez une perception approfondie et élargie de votre corps.
- Pratiquez des exercices de prolongement du corps et des postures de contrôle, en prenant tout le temps nécessaire.

À cet effet, vous trouverez ci-après une série d'exercices.

a) Point 1 : exercices élémentaires

Allongez-vous par terre sur le dos, et prêtez attention à la façon dont vous percevez votre support. Vous laissez-vous convenablement porter par lui ? Détectez-vous ici ou là des résistances d'ordre musculaire ? À quels endroits du corps se situent les résistances les plus rebelles ? Puis étirez-vous avec précaution, en commençant par les endroits les plus tendus. Il se peut que ces tentatives d'étirements demeurent stériles dans un premier temps. Dans ce cas, armez-vous de patience. Et n'oubliez pas surtout d'être attentif à la moindre répercussion dans le corps de vos mouvements d'étirement. Constatez-les en toute conscience.

Tirez doucement vers vous un genou après l'autre, jusqu'à ce que la plante de l'un et l'autre pied repose sur le sol. Puis, à partir des plantes des pieds, exercez une résistance vers l'avant au-dessus du sol. Pour toute précision relative à ce type spécifique de résistance, reportez-vous à la page 62. C'est là un excellent moyen de vérifier le degré de perméabilité de votre corps. Plus vous pratiquerez ce type d'exercice, plus vous détecterez facilement et sûrement les endroits du corps où vous vous crispez, vous contractez. Par exemple, si vous vous apercevez que la ceinture scapulaire résiste aux mouvements d'étirement, il serait indiqué que, pendant un jour, voire une semaine, vous prêtiez tout particulièrement attention aux tensions qui se sont logées dans cette région du corps. Ne commencez toutefois pas à pratiquer des étirements à partir de la ceinture scapulaire, veillez d'abord à assouplir les muscles de la région lombaire.

Laissez s'écarter simultanément les deux genoux jusqu'à ce que les plantes des pieds se touchent. Dans cette posture, sentez le contact des lombes avec le sol. Puis transférez le poids des vertèbres lombaires, entre la cinquième vertèbre lombaire et le coccyx, de l'articulation ilio-sacrale droite sur l'articulation ilio-sacrale gauche. Ensuite effectuez un mouvement de rotation, à partir de cette région du corps, deux ou trois fois dans le sens des aiguilles d'une montre et deux ou trois fois dans le sens inverse des aiguilles d'une montre. Cet exercice, qui a été décrit en détail au chapitre IV (cf. p. 65), incluez-le si possible dans votre programme d'exercices quotidien. Enfin, tirez les genoux jusqu'à la région abdominale et remuez bien les talons. Assurez-vous jour après jour si oui ou non vous avez fait quelque progrès.

Laissez s'abaisser les jambes au sol, jusqu'à leur extension complète. Puis décrivez un cercle avec l'extrémité des doigts, bras en extension complète, vers l'arrière, jusqu'à ce que les mains se posent sur le sol, paumes dirigées vers le haut. Ensuite étirez-vous le plus possible, à partir des talons et de l'extrémité des doigts simultanément. Relâchez le corps et sentez la manière dont le corps est en contact avec le sol. Pratiquez plusieurs fois cet enchaînement de mouvements, en veillant chaque fois à bien étirer le corps. Ensuite basculez lentement sur le ventre. Posez les bras de part et d'autre du corps, paumes des mains dirigées vers le haut. Veillez à ce que toute la face antérieure du corps soit en contact avec le sol ; assurez-vous du bon étirement de la région allant de la tête à la ceinture scapulaire. Ensuite tournez la tête vers la droite jusqu'à ce que l'oreille touche le sol, et vérifiez si le sternum et la clavicule sont complètement dénués de tensions. Dès qu'ils le sont, amenez le bras droit vers l'arrière, doigts étirés vers l'avant, dans le prolongement de la tête. Quel est l'effet d'une telle élongation sur l'aisselle droite et dans les muscles intercostaux ? Ensuite relâchez le corps, puis étirez-vous une dernière fois. Pratiquez cet exercice autant de fois qu'il vous plaira, mais en veillant chaque fois à ce que l'espace intérieur du corps demeure entièrement ouvert. Puis tournez la tête à gauche, jusqu'à ce que l'oreille touche le sol, et étirez tout le côté gauche de la tête, à la fois de façon active et passive. Ensuite abaissez le bras le long du corps et étirez-vous à partir de l'extrémité des doigts. Puis, laissant les bras de part et d'autre du corps, tournez-vous doucement vers le côté droit ou gauche, jusqu'à ce que vous soyez de nouveau allongé sur le dos. Étirez-vous une dernière fois à fond, simultanément à partir de l'extrémité des doigts et des talons. Puis vérifiez si la surface de contact du corps avec le sol s'est modifiée depuis le début de l'exercice.

Il est recommandé de pratiquer quotidiennement ces différents exercices. Vous vous apercevrez ainsi qu'ils vous donnent bien plus de vitalité que des flexions de genoux effectuées devant une fenêtre ouverte. Le fait de les exécuter avec une attention soutenue élargit le champ de votre conscience. Sans compter que les étirements améliorent la circulation du sang dans tout votre corps, augmentent votre pouvoir de concentration et vous rendent plus aptes à faire face au quotidien.

b) Point 2 : exercices de toucher, de contact et d'élongation

Si vous disposez du temps nécessaire, pratiquez des exercices d'élongation sur les parties contractées du corps (sacrum, tronc, épaules, etc.) à l'aide de boules, de tiges de bambou, ou de quelque autre accessoire. Ce faisant, n'oubliez pas de lâcher prise et de rester conscient de l'espace intérieur du corps. Par exemple, après avoir pratiqué un exercice d'assouplissement de la cage thoracique à l'aide d'un de ces accessoires, pratiquez l'une des variantes de la posture de contrôle 10 ou 11.

c) Point 3 : acquérir une perception approfondie et élargie du corps

Prenez une position confortable et scrutez le corps à l'aide de la conscience. Pour ce faire, reportez-vous au chapitre III (p. 29 à 33) où sont décrites les diverses techniques ainsi que leurs répercussions dans le corps.

d) Point 4 : prolongement du corps dans l'espace extérieur

À partir de la région du corps sur laquelle vous avez pratiqué des exercices de perception (genoux, côtes, épaules, etc.), effectuez maintenant des exercices de prolongement du corps. Passez tout le temps nécessaire sur cette pratique spécifique.

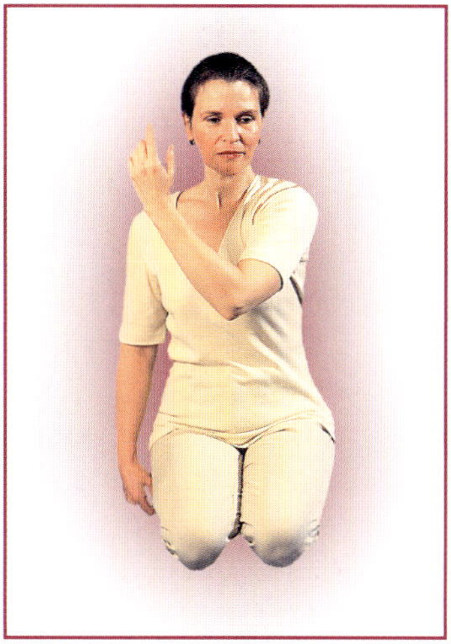

Pour finir, étirez-vous à fond. Une demi-heure est vite passée lorsqu'on pratique de tels exercices avec intensité de conscience. Du reste, il se pourrait aussi que votre séance d'exercices ait duré plus d'une demi-heure. Ce serait là un bon signe ! Prenez donc tout votre temps pour les accomplir.

Adresses utiles

Formation à la pédagogie et à la thérapie de l'eutonie
Gerda Alexander Schule
Philosophenweg 27
77654 Offenburg
Allemagne

Fédération internationale d'eutonie Gerda Alexander
2, place des Eaux-Vives
1207 Genève
Suisse
00 41 22 735 68 62

Adresse de l'auteur
Marianne Kjellrup
Gartenstrasse 1
82544 Neufahrn-Egling
Allemagne

Bibliographie

Alcantara, Pedro (de) : *La Technique Alexander* (Dangles ; 1997).

Alexander, Gerda : *L'Eutonie, un chemin de développement personnel par le corps* (Tchou) (épuisé).

Bahr, F. : *Ohr-Akupunktur, neue Waffe gegen viele Leiden* (Zürich ; 1976).

Brieghel-Müller, Gunna : *Eutonie et relaxation : détente corporelle et mentale* (Delachaux et Niestlé ; 1980).

Brooks : *Sensory Awareness* (New York ; 1974).

Eccles, John C. : *The Human Mystery* (Springer Verlag ; 1979).

Feldenkrais, Moshe : *Énergie et bien-être par le mouvement* (Dangles ; 1993).

Herrigel, Eugen : *Le Zen dans l'art chevaleresque du tir à l'arc* (Dervy).

Huxley, Aldous : *L'Art de voir : l'histoire d'une cure miraculeuse, une étude de psychologie visuelle, un message d'espérance pour quiconque est atteint de défaut visuel* (Payot ; 1984).

Ingham, Eunice D. : *Geschichten, die Füsse erzählen können.*

Jacobs, D. : *Die menschliche Bewegung* (Ratingen ; 1962).

Kahle, W., Leonhardt, H. et Platzer, W. : *Taschenatlas der Anatomie,* vol. III (Stuttgart ; 1976).

Leboyer, Frédérick : *Pour une naissance sans douleur* (Le Seuil ; 2001).

Lowen, Alexander : *La Spiritualité du corps, pratique de la bioénergie* (Dangles ; 1993) ; *La Joie retrouvée par la bioénergie* (Dangles ; 1995).

MacFadyen, R. : *Weg mit der Brille* (Munich ; 1976).

Montagy, A. : *Körperkontakt. Die Bedeutung der Haut für die Entwiklung des Menschen* (Stuttgart ; 1974).

Offosson, D. : *Nervnsystemets fysiologie* (Stockholm ; 1978).

Ornstein : *Die Psychologie des Bewusstseins* (Cologne ; 1974).

Rosanes-Berett, M. : *Millionen könnten besser leben* (Düsseldorf ; 1976).

Steves, John O. : *Wahrnehmung* (Utah, USA ; 1971).
Spradlin, W. W. et Porterfield, P. B. : *Human Biosociology. From Cell to Culture* (Springer ; 1979).

Table des matières

L'impression de cet ouvrage
a été réalisée par CLERC S.A.
18200 SAINT-AMAND-MONTROND
Tél. : 02 48 61 71 71

pour le compte des Éditions DANGLES
18, rue Lavoisier – 45800 SAINT-JEAN-DE-BRAYE

Dépôt légal Éditeur n° 2479 – Imprimeur n° 7768

Achevé d'imprimer en février 2002